Bhumika Sardana
Pooja Arora
Roma Goswami

Implantes dentários : Considerações sobre a zona estética

Bhumika Sardana
Pooja Arora
Roma Goswami

Implantes dentários : Considerações sobre a zona estética

ScienciaScripts

Imprint

Cover image: www.ingimage.com

This book is a translation from the original published under ISBN 978-3-659-83752-4.

Publisher:
Sciencia Scripts
is a trademark of
Dodo Books Indian Ocean Ltd. and OmniScriptum S.R.L publishing group

120 High Road, East Finchley, London, N2 9ED, United Kingdom
Str. Armeneasca 28/1, office 1, Chisinau MD-2012, Republic of Moldova, Europe
Printed at: see last page
ISBN: 978-620-8-10008-7

O meu percurso até agora estaria incompleto se não agradecesse ao benevolente Altíssimo, o Todo-Poderoso, que me deu a força e a coragem para enfrentar os desafios da vida e me mostrou o caminho.

Gostaria também de agradecer sinceramente ao meu estimado professor e orientador, ***Dr. POOJA ARORA****, M.D.S., Professor, Departamento de Dentisteria Protética e Coroas e Pontes, Subharti Dental College and Hospital, Meerut, e ao meu co-orientador,* ***Dr. ROMA GOSWAMI****, M.D.S., Leitor, Departamento de Dentisteria Protética e Coroas e Pontes, Subharti Dental College and Hospital, Meerut, pelo seu apoio constante, motivação e encorajamento sem fim.*

Tenho o grande privilégio e o prazer de expressar a minha profunda gratidão ao meu estimado professor ***Dr. S.P. Singh*** *M.D.S., Professor e Diretor do Departamento de Dentisteria Protética e Pontes, Subharti Dental College and Hospital, Meerut, pelo seu apoio e orientação constantes. Devo-lhe uma vida inteira de gratidão.*

Gostaria de agradecer aos meus estimados professores, Dr. SATISH GUPTA M.D.S, Professor, Dr. SUMIT MAKKAR, M.D.S, Leitor, Dr. SUMIT AGGARWAL, M.D.S, Leitor, Dr. CHANDAN KUMAR KUSUM, M.D.S, Leitor, Dr. SHAILESH JAIN, Professor Sénior, Dr. PRATIK BHATNAGAR, M.D.S , Professor Sénior, pela sua orientação e ajuda contínuas ao longo do meu programa de estudos.

Gostaria de agradecer à minha avó, ***Smt. MOHINI RANISARDANA****, por me ter ensinado a compreender que Deus continua a enviar-me milagres. Ela é como o meu anjo da guarda enviado do alto.*

*Gostaria de agradecer aos meus pais****, o Sr. ANIL KUMARSARDANA*** *e* ***a Sra. URMILA SARDANA****, por terem sacrificado muito nas suas vidas para que eu não tenha de sacrificar nada na minha vida. Sinto-me abençoada por ser filha deles e nunca seria capaz de retribuir nem metade dos esforços que fizeram na minha educação, nem mesmo numa vida inteira. Devo-lhes a minha vida.*

Gostaria de agradecer ao meu querido irmão ***SAMEER SARDANA*** *e à minha querida cunhada MRS.* ***BHAWANA SARDANA****, que sempre me apoiaram em todos os meus altos e baixos e me deram amor e apoio incondicionais. O meu apreço especial vai também para o novo membro da nossa família, o nosso pequeno pacote de alegria, o meu sobrinho HITEN* ***SARDANA****, que acrescentou uma nova dimensão às nossas vidas e as tornou ainda mais alegres.*

A minha vida foi tocada por algumas pessoas muito especiais que, com o seu apoio e encorajamento constantes, deram uma essência a esta viagem e a tornaram ainda mais bela e significativa.

Gostaria de agradecer aos meus superiores, aos meus amigos e aos meus colegas de turma por me terem sempre apoiado, encorajado e ajudado e por me terem demonstrado o seu empenho incondicional.

Por último, gostaria de agradecer à Scholars' Press pelo seu apoio e ajuda constantes durante o meu trabalho.

CAPÍTULO 1 INTRODUÇÃO

A estética tornou-se cada vez mais importante na medicina dentária moderna e representa uma aparência natural e harmoniosa. Um sorriso atraente ou apelativo aumenta claramente a aceitação de uma pessoa na nossa sociedade, melhorando a primeira impressão nas relações interpessoais.[1]

Estética significa "*beleza natural*", uma qualidade que vem do interior. Pode ser definida como a ciência da beleza aplicada na natureza e na arte.[2] Um sorriso pobre pode ser considerado uma deficiência física. O sorriso é uma das expressões faciais mais importantes e uma expressão essencial de simpatia, aprovação e apreço.[1]

A famosa Mona Lisa de Leonardo Da Vinci, a enigmática mulher cuja identidade permanece um mistério até aos dias de hoje, revela o seu conceito de beleza. Na Mona Lisa, Da Vinci mostra que o segredo da beleza natural e eterna desta mulher é simplesmente o misterioso sorriso no seu rosto, que pode ser interpretado como angelical ou diabólico.[2]

Os dentes naturais não são apenas estruturas físicas que desempenham apenas um papel funcional, mas também têm caraterísticas sociais que são cruciais para a autoimagem, interação social e atratividade física. A restauração de dentes naturais em falta tem um impacto complementar na aparência pessoal e social de um indivíduo. O objetivo da medicina dentária moderna é restaurar o contorno normal, o conforto, a estética, a fala e a saúde do paciente, independentemente de atrofia, doença ou lesão do sistema estomatognático.[3]

As opções de tratamento para pacientes parcialmente edêntulos com dentes unitários ou múltiplos em falta vão desde uma prótese parcial removível temporária a uma prótese parcial fundida definitiva, uma prótese acrílica, uma prótese parcial fixa ou uma prótese osseointegrada. O processo de decisão clínica depende crucialmente do estado dos dentes pilares. As próteses suportadas por implantes criaram novas esperanças para o "aleijado desdentado" e tornaram-se uma modalidade de tratamento aceitável.[4]

O que torna a implantologia única é a sua capacidade de atingir este objetivo, independentemente de atrofia, doença ou lesão do sistema estomatognático. No entanto, quanto maior for o número de dentes em falta, mais difícil se torna esta tarefa. Graças à investigação contínua, às ferramentas de diagnóstico, ao planeamento do tratamento, aos desenhos dos implantes, aos materiais e às técnicas, o sucesso previsível na reabilitação de muitas situações clínicas difíceis é agora uma realidade. O número de implantes dentários colocados nos Estados Unidos aumentou mais de dez vezes de 1983 a 2002 e novamente cinco vezes de 2000 a 2005. Todos os anos são colocados mais de 10 mil implantes dentários. Este número continua a aumentar de forma constante.[3] O aumento da procura de tratamentos implanto-suportados deve-se a uma combinação de factores, incluindo o envelhecimento da população, a maior longevidade, a perda de dentes relacionada com a idade, as consequências do insucesso das próteses fixas, as consequências anatómicas do edentulismo, o fraco desempenho das próteses removíveis, os aspectos psicológicos da perda de dentes, os resultados previsíveis a longo prazo das próteses implanto-suportadas, os benefícios das restaurações implanto-suportadas e a crescente sensibilização do público.[5]

Nos primeiros anos da implantologia moderna, o principal objetivo era a saúde do tecido e a sobrevivência do implante. Nos últimos dez anos, reconheceu-se que a estética é tão importante para o sucesso da restauração final como a saúde. De facto, pode dizer-se que é outro aspeto da saúde. A Organização Mundial de Saúde define a saúde como "um estado de completo bem-estar físico, mental e social e não apenas a ausência de doença ou enfermidade". Os pacientes exigem cada vez mais restaurações que sejam simultaneamente estéticas e funcionais. Muitos dos implantes colocados atualmente situam-se na região anterior do maxilar e noutras áreas esteticamente sensíveis[6].

É essencial reconhecer as limitações da medicina dentária - tanto as limitações da tecnologia atual como as limitações de cada dentista. A honestidade total com o paciente e consigo próprio sobre a previsibilidade do tratamento fomenta a confiança, facilita o processo de tratamento e, acima de tudo, preserva a relação entre o paciente e o médico, independentemente dos pormenores terapêuticos ou mesmo do resultado final.[7] O plano de tratamento deve começar com uma visão clara do resultado final, que deve satisfazer as necessidades funcionais e estéticas do paciente. É importante que estes objectivos sejam realistas, previsíveis e fáceis de manter.[8] Quando se trata de persuadir um doente a submeter-se a um tratamento, é tentador prometer demasiado e encobrir o esforço necessário para o conseguir.[9]

A cirurgia de implantes cosméticos é uma modalidade de tratamento avançada na implantologia moderna que tem como objetivo alcançar um resultado de tratamento estético e funcional ideal no rebordo alveolar ou nos espaços entre os dentes.[6]

No entanto, a colocação de um implante dentário na zona estética é um procedimento tecnicamente sensível, com pouca margem para erros.[10] Um erro subtil no posicionamento do implante ou o tratamento incorreto dos tecidos moles ou duros pode levar a um fracasso estético e à insatisfação do paciente.[9]

CAPÍTULO 2 REVISÃO DA LITERATURA

[11]**Albrektsson et al. (1986)** propuseram critérios para avaliar o sucesso dos implantes dentários. Estes critérios foram aplicados na avaliação da eficácia a longo prazo dos implantes dentários atualmente em uso, incluindo o implante subperiosteal, o implante de carbono vítreo, o implante Blade-Vent, o implante de safira de cristal único, o implante de Tübingen, o implante TCP, o parafuso TPS, o implante de cilindro oco ITI, o implante dentário IMZ, o implante Core-Vent de liga de titânio, a placa óssea mandibular transosteal e o implante de titânio osseointegrado Branemark. Os autores concluíram que os dois sistemas de implantes dentários que cumprem os critérios são o parafuso osseointegrado Branemark e o pequeno clasp transosteal. Ambos os sistemas forneceram resultados aceitáveis a longo prazo (> 10 anos) com base no resultado de cada implante colocado.[11]

[12]**Beagle JR (1992)** realizou um estudo para avaliar um procedimento de cirurgia plástica periodontal para reconstruir as papilas interdentais na região anterior do maxilar. Foram selecionados pacientes que se queixavam de pelo menos um buraco negro na região anterior do maxilar com um contorno de tecido interdentário do tipo "0" ou "1". Foram fechadas cirurgicamente 39 fendas abertas com esta técnica. Vários índices foram registados no pré-operatório e depois no pós-operatório. Verificou-se que a técnica cirúrgica investigada para a reconstrução da papila interdentária foi bastante bem sucedida. No entanto, se forem utilizadas técnicas de enxerto ósseo ou técnicas de enxerto de tecido conjuntivo em conjunto com esta técnica cirúrgica, pode haver uma maior probabilidade de obter melhores resultados para restaurar a estética da gengiva e, assim, satisfazer os requisitos estéticos dos pacientes.

[13]**Zarb G A (1993)** realizou um estudo prospetivo sobre a eficácia clínica de implantes dentários osseointegrados para a substituição de um único dente e relatou uma taxa de sobrevivência de 100% para os 27 implantes maxilares anteriores envolvidos. O período de observação variou entre 1,4 e 6,6 anos (média de 2,9 anos). Este foi um dos primeiros estudos a indicar que a técnica de osseointegração pode ser adaptada com sucesso para utilização em pacientes com um único dente em falta.

[14]**Haas R et al. (1996)** efectuaram um estudo retrospetivo para calcular a evolução a longo prazo de um grande grupo de pacientes tratados com implantes IMZ, tendo em conta várias co-variáveis, e para apresentar um método que forneça dados comparáveis para pacientes com implantes. Foi colocado um total de 2.354 implantes IMZ (Friatec, Friedrichseld, Alemanha) em 714 pacientes. Todos os implantes foram colocados consecutivamente de acordo com o protocolo IMZ. Os autores concluíram que os implantes colocados na região anterior do maxilar falharam com uma frequência significativamente maior do que os colocados na região posterior. A idade e o sexo dos pacientes, a condição da mandíbula (edêntula, parcialmente edêntula), o tempo de colocação do implante em relação à extração do dente e o comprimento e diâmetro dos implantes não tiveram influência significativa na taxa de sobrevivência cumulativa.

[15]**Jemt T (1997)** efectuou um estudo para propor um índice reprodutível para

avaliar o tamanho das papilas gengivais interproximais adjacentes a restaurações de implantes unitários.
Testes preliminares do índice, que foram realizados retrospetivamente em 25 coroas de 21 pacientes, mostraram uma regeneração significativa das papilas após um período médio de seguimento de 1,5 anos. Os autores concluíram que este índice permite uma avaliação objetiva do contorno do tecido mole na proximidade de restaurações de implantes unitários.
[16]**Wyatt C L e Zarb G A (1998)** efectuaram um estudo longitudinal de 77 pacientes parcialmente edêntulos, que incluiu 230 implantes e 97 próteses parciais fixas, com um período de observação de até 12 anos (média de 5,41 anos) após a carga. A taxa média de sucesso dos implantes foi de 94%, enquanto a estabilidade a longo prazo das próteses associadas (próteses parciais fixas) foi de 97%. Este estudo incluiu 70 implantes maxilares anteriores e 31 implantes maxilares posteriores. No final do estudo, não foram encontradas diferenças significativas em termos de longevidade, nem entre locais anteriores e posteriores, nem entre restaurações de implantes maxilares e mandibulares.
[17]**Jemt T (1999)** realizou um estudo com o objetivo de restaurar o contorno gengival utilizando coroas provisórias de resina. Os dados indicaram que a utilização de coroas provisórias pode restaurar os contornos dos tecidos moles mais rapidamente do que os pilares de cicatrização isolados. O autor salientou que são necessários mais dados científicos para avaliar diferentes procedimentos clínicos para otimizar os resultados estéticos em implantologia dentária.
[18]**Grunder U et al. (1999)** efectuaram um estudo sobre a colocação de implantes imediatos e imediatos retardados, no qual foram colocados 264 implantes em 143 pacientes. O motivo da extração dentária foi avaliado, a qualidade e quantidade óssea foram classificadas, as profundidades das cavidades foram registadas e foram recolhidos dados sobre o tipo, tamanho e posição dos implantes. Cento e trinta e nove superestruturas foram colocadas em 228 implantes em 126 pacientes. Foi efectuado um exame de acompanhamento em 125 pacientes após 1 ano de carga e em 107 pacientes após 3 anos de carga. Os parâmetros clínicos (sangramento ou não sangramento, profundidade da bolsa e mobilidade do implante) foram avaliados após 1 e 3 anos, e o nível ósseo marginal após 1 ano de carga foi medido em radiografias. Foram efectuadas comparações clínicas para avaliar a perda de implantes em termos de tipo de implante, tamanho, posição, qualidade e quantidade de osso, profundidade da cavidade, motivo da extração do dente e método de colocação, e concluiu-se que a taxa de sobrevivência dos implantes durante um período de 3 anos foi de 92,4% na maxila e 94,7% na mandíbula.
[19]**Moberg LE et al. (1999)** efectuaram uma avaliação de restaurações de um único dente suportadas por implantes dentários de cilindro oco ITI (Straumann Institute, Waldenburg, Suíça) colocados no maxilar anterior e que incluíam 30 implantes. Após um período médio de observação de 3,4 anos, a taxa de sucesso cumulativa foi de 96,7 %. Dezanove implantes foram restaurados com pilares octa e coroas metalo-cerâmicas aparafusadas, enquanto 10 implantes receberam coroas totalmente em cerâmica cimentadas em pilares cónicos completos. Registou-se apenas uma pequena perda óssea à volta dos implantes e não foram observadas outras complicações significativas.

[20]**Noack N et al. (1999)** analisaram os resultados a longo prazo de 1.964 implantes (Branemark [Nobel Biocare, Gotemburgo, Suécia]; Frialit-1 e Frialit-2 [Friadent, Mannheim, Alemanha]; IMZ [Interpore International]; e Linkow [Linkow, Nova Iorque, NY]) para determinar o respetivo sucesso. Em todos os sistemas, os implantes mandibulares foram geralmente mais bem sucedidos do que os implantes maxilares.

[21]**Chang M et al. (1999)** efectuaram uma avaliação comparativa das dimensões da coroa e dos tecidos moles entre restaurações unitárias implanto-suportadas e os dentes naturais contralaterais, envolvendo 20 pacientes com um implante na zona estética maxilar e um acompanhamento mínimo de 6 meses. Os resultados mostraram que, em comparação com o dente natural de controlo, a coroa do implante era mais comprida, tinha uma menor largura faciolingual, era delimitada por uma mucosa facial mais espessa, tinha uma altura de papila distal mais baixa, apresentava uma maior incidência de mucosite e hemorragia à sondagem e tinha uma maior profundidade de sondagem. Relativamente às papilas adjacentes à coroa do implante, a avaliação longitudinal mostrou um melhor preenchimento dos tecidos moles proximais. A avaliação da satisfação dos pacientes com o aspeto das suas coroas de implantes através da escala visual analógica (VAS) revelou uma pontuação mediana de 96%, variando entre 70 e 100%. Concluiu-se que os parâmetros considerados pelos profissionais como importantes para o resultado estético do tratamento de restauração podem não ser críticos para a satisfação do paciente.

[22]**Grunder U (2000)** investigou a estabilidade da topografia da mucosa à volta de 10 implantes anteriores de um único dente no maxilar e nos dentes vizinhos. Os resultados mostraram que a contração dos tecidos moles no lado vestibular (labial) das coroas dos implantes foi em média de 0,6 mm. No entanto, o volume de tecido mole na área da papila aumentou em média 0,375 mm e nenhuma das papilas afectadas perdeu volume. [23]**Wheeler S L (2000)** analisou os vários parâmetros susceptíveis de influenciar a preservação dos tecidos e a manutenção de uma estética óptima. Os autores salientaram que os implantes cónicos facilitam a colocação imediata do implante e preservam de forma previsível a estrutura óssea em torno da cavidade de extração. A utilização de pilares de cicatrização especiais personalizados também pode contribuir significativamente para a preservação do tecido mole da crista, incluindo as papilas.

[24]**Small P N (2000)** investigou a ocorrência de recessão gengival em redor de implantes num estudo prospetivo de um ano com 63 implantes. O objetivo do estudo, no qual o tecido mole à volta dos implantes foi medido após a cirurgia, era determinar se era possível reconhecer um padrão previsível de alterações do tecido mole. Oitenta por cento de todos os locais mostraram recessão no lado vestibular, e a maior parte da recessão ocorreu nos primeiros três meses. Os autores afirmaram que, normalmente, se pode esperar uma recessão de cerca de 1 mm a partir do momento da cirurgia de ligação do pilar.

[25]**Andersson et al. (2001)** efectuaram um ensaio aleatório controlado para comparar os resultados após 1 a 3 anos, quando as coroas de implantes de um único dente eram suportadas por pilares de cerâmica (taxa de sucesso de 93%) ou de titânio (taxa de sucesso de 100%). Foram observadas situações estáveis nos tecidos moles e no osso marginal com ambos os tipos de pilares. Os clínicos

e os pacientes classificaram os resultados estéticos como excelentes em quase todos os casos. Concluiu-se que os pilares de cerâmica têm um excelente potencial estético, mas que as diretrizes adequadas devem ser seguidas cuidadosamente, uma vez que os pilares de cerâmica são mais sensíveis aos procedimentos de manuseamento do que os pilares de titânio.

[26]**Boudrias P et al. (2001)** apresentaram relatos de casos de um pilar cerâmico de óxido de alumínio densamente sinterizado, recentemente desenvolvido, que foi projetado e maquinado utilizando a tecnologia CAD/CAM. Os autores salientaram que este processo de fabrico especial melhora a gestão clínica da profundidade submucosa da interface coroa/pilar, melhorando assim as qualidades estéticas da restauração resultante. No entanto, devido à menor resistência mecânica em comparação com os pilares de titânio, a utilização destes pilares cerâmicos deve ser limitada à restauração de incisivos e pré-molares que não estejam sujeitos a stress oclusal excessivo.

[27]**Andersen E et al (2001)** realizaram um estudo para comparar a taxa de sucesso e a reabsorção óssea marginal de um implante auto-roscante de diâmetro estreito colocado num volume ósseo disponível mais pequeno com um implante auto-roscante de diâmetro padrão colocado num rebordo alveolar de bom tamanho. Os resultados indicaram que dois implantes de diâmetro estreito foram perdidos ao fim de 6 meses, mas não foram observadas mais falhas em nenhum dos grupos posteriormente. Em ambos os grupos, a perda óssea marginal seguiu o mesmo padrão e foi registada radiograficamente com um valor médio de 0,4 mm desde o primeiro até ao último exame.

[28]**Gotfredsen K e Karlsson U (2001)** investigaram se existe uma diferença entre implantes maquinados e implantes com jato de óxido de titânio (Astra Tech) em termos de taxa de sobrevivência e perda óssea marginal. Foram colocados quarenta e oito implantes na maxila e 85 na mandíbula. Foram fabricadas próteses parciais fixas, cada uma suportada por, pelo menos, um implante maquinado e um implante jateado com TiO_2. Durante o período de observação de 5 anos, não foi observada qualquer diferença significativa na perda óssea marginal entre os dois grupos de superfícies.

[29]**Choquet V (2001)** efectuou uma avaliação clínica e radiográfica retrospetiva de implantes de um único dente na região anterior do maxilar. O estudo incluiu 26 pacientes com 27 implantes e os respectivos dentes de controlo naturais. Em particular, 52 papilas estavam disponíveis para uma avaliação estética específica. Os dados mostraram que a papila estava presente em quase 100% dos casos quando a distância entre o ponto de contacto interproximal e a crista óssea era de 5 mm ou menos. Quando a distância era < 6 mm, a papila estava presente em 50% dos casos ou menos. No final do estudo, os resultados mostraram claramente a influência da crista óssea na presença ou ausência de papilas entre os implantes e os dentes vizinhos.

[30]**Oates T W (2002)** investigou as alterações a longo prazo na altura do tecido mole na superfície facial dos implantes dentários. Cento e seis implantes ITI de fase única no maxilar anterior e na mandíbula foram analisados em 39 pacientes. Os resultados do estudo mostraram que não ocorreu qualquer falha do implante durante um período de 2 anos. O aspeto facial de 61% dos 106 implantes mostrou uma recessão do tecido mole de 1 mm ou mais, enquanto 19% dos implantes mostraram um aumento da altura do tecido mole de 1 mm ou mais.

Foi também referido que a terapia com implantes na zona estética deve ter em conta o potencial para alterações significativas no nível dos tecidos moles (perda ou ganho) após a conclusão da terapia de restauração.

[31]**Schierano G (2002)** investigou a organização da barreira de tecido conjuntivo à volta de pilares de implantes carregados durante muito tempo em humanos. Foram examinadas histologicamente amostras em bloco contendo pilares de implantes de titânio lisos e o tecido conjuntivo supracrestal circundante de pacientes que tinham sido reabilitados durante, pelo menos, um ano. As caraterísticas histológicas incluíam tecido conjuntivo rico em fibras de colagénio organizadas em feixes com uma disposição espacial constante, semelhante à encontrada em estudos com animais. As fibras circulares mais abundantes estavam localizadas no exterior e as fibras alongadas eram mais internas. As fibras radiais, que se encontram na superfície do pilar e se assemelham às do sistema periodontal, não foram observadas em nenhum caso.

[32]**Davarpanah et al. (2002)** realizaram um estudo clínico prospetivo, controlado e multicêntrico com 1.583 implantes (Implant Innovations, Palm Beach Gardens, FL) e um período de observação de 1 a 5 anos. Com uma taxa de sobrevivência cumulativa de implantes de 96,5%, os seus dados confirmaram a elevada previsibilidade global da terapia com implantes em maxilares parcialmente edêntulos. Especificamente, encontraram uma taxa de sobrevivência ligeiramente mais elevada na maxila (97,2%) do que na mandíbula (95,8%), mas uma taxa de sobrevivência semelhante na região anterior (96,7%) e posterior (96,5%). Além disso, este estudo clínico demonstrou elevadas taxas de sucesso ao utilizar diferentes designs de implantes roscados.

[33]**Naert et al. (2002)** examinaram os resultados biológicos das restaurações suportadas por implantes no tratamento do edentulismo parcial num estudo clínico longitudinal. Entre 1982 e 1998, foi colocado um total de 1.956 implantes do sistema Branemark em 660 pacientes. As taxas de sobrevivência cumulativas estimadas resultantes foram de 91,4% para todos os implantes e 95,8% para todas as restaurações durante um período de 16 anos. Nem a posição da mandíbula nem a posição do implante (anterior/posterior) tiveram uma influência significativa nos resultados.

[34]**Zarb J P et al. (2002)** investigaram a eficácia clínica das próteses fixas sobre implantes para o edentulismo parcial anterior na maxila em 19 casos num estudo prospetivo a longo prazo. Neste estudo, as FPDs suportadas por implantes foram seguidas durante uma média de 12 anos (variando entre 7 e 16 anos). A taxa de sobrevivência global dos implantes foi de 92%, demonstrando uma elevada taxa de sobrevivência dos implantes do sistema Branemark que suportam FPDs para o tratamento do edentulismo parcial anterior.

[35]**Holt et al. (2002)** realizaram um estudo sobre um novo desenho de implante de origem biológica que tinha como objetivo concetual minimizar a remodelação óssea e promover um melhor contorno e estabilidade óssea e gengival. Os autores afirmaram que o desenho do ombro do implante parabólico proposto era consistente com a largura biológica do tecido mole à volta do perímetro do implante quando o osso proximal está oclusal ao osso facial e lingual. Isto foi de particular interesse em áreas estéticas onde a perda óssea interproximal entre implantes pode levar a uma redução na altura das papilas gengivais.

[36]**Andersen et al (2002)** efectuaram um estudo para avaliar a taxa de sucesso

de implantes ITI de um só dente com carga imediata e pulverização de plasma sólido (TPS) no maxilar. Oito implantes foram carregados imediatamente após a colocação em oito pacientes diferentes e acompanhados durante cinco anos. Uma semana depois, foram colocadas restaurações provisórias de resina acrílica. Estas restaurações provisórias foram ajustadas para evitar o contacto oclusal direto. Após seis meses, as coroas provisórias foram substituídas por coroas definitivas em cerâmica. Foram efectuados check-ups regulares durante o período do estudo. Estes mostraram que nenhum implante foi perdido e o nível médio do osso marginal para os oito implantes aumentou 0,53 mm (intervalo - 0,83 a + 1,54 mm) desde a inserção até ao exame final.

[37]**Gibbard et al. (2002)** efectuaram um estudo prospetivo de 5 anos sobre a substituição de dentes unitários suportados por implantes. Neste estudo, 42 implantes foram avaliados em exames de revisão. Para além dos critérios de sucesso estabelecidos, o estudo avaliou o aspeto do tecido mole, a mobilidade do implante, os parâmetros oclusais, os contactos proximais, o aperto dos parafusos da coroa e do pilar e as respostas dos pacientes aos questionários de satisfação. Os critérios que definem o sucesso terapêutico em próteses sobre implantes foram cumpridos por todos os implantes unitários que estavam colocados há 5 ou mais anos, o que sublinha que podem ser alcançados resultados estáveis a longo prazo com coroas unitárias sobre implantes na região anterior.

[38]**Krennmair et al. (2002)** efectuaram um estudo no qual foram examinados 146 implantes Frialit-2 durante um período de observação de 7 anos, 38 dos quais foram inseridos como dentes unitários na região anterior do maxilar. A taxa de sobrevivência cumulativa dos implantes foi de 97,3 % e a das coroas de 96,4 %. Com o baixo número de desapertos dos parafusos do pilar (3,5%), a ancoragem hexagonal interna profunda teve um bom desempenho em comparação com os desenhos de ancoragem externa. Os autores concluíram que a utilização predominante de implantes longos (98,4% tinham 13 mm ou mais) proporcionou uma relação implante/coroa favorável com o potencial para resultados a longo prazo sem problemas.

[39]**Kan et al. (2003)** investigaram a viabilidade da colocação imediata e provisionalização de implantes unitários na região anterior do maxilar num estudo prospetivo de 1 ano. Trinta e cinco pacientes com 1 implante cada foram incluídos neste estudo. Após 12 meses, todos os implantes estavam osseointegrados. A perda óssea marginal média foi de -0,26 ± 0,40 mm mesialmente e -0,22 ± 0,28 mm distalmente, e as alterações nos níveis da papila mesial e distal desde o pré-tratamento até aos 12 meses foram de -0,55 ± 0,53 mm e -0,39 ± 0,40 mm, respetivamente. Os resultados deste estudo sugerem que podem ser alcançadas taxas favoráveis de sucesso dos implantes, reacções dos tecidos peri-implantares e resultados estéticos com implantes unitários imediatamente colocados e provisoriamente cimentados na região anterior do maxilar.
[40]**Priest G (2003)** investigou a previsibilidade da forma dos tecidos moles à volta de restaurações de implantes unitários. Este estudo fotográfico acompanhou 55 restaurações de implantes unitários em 51 pacientes durante um período de 1 a

9 anos. As papilas regeneraram-se em 83,9% dos implantes com um crescimento médio de 0,65 mm mesialmente e 0,62 mm distalmente. O sulco da maçã regrediu em 59% dos pacientes, em média 0,06 mm. O preenchimento completo da papila foi observado em 75 % dos pacientes examinados. O autor concluiu que é possível obter perfis previsíveis dos tecidos moles com um protocolo protético de implantes simplificado, que, na maioria dos casos, passa diretamente dos pilares de cicatrização para as coroas definitivas.

[41]**Giannopoulou C et al. (2003)** analisaram os efeitos das margens de restauração intra-crevicular na saúde peri-implantar em redor de implantes estéticos em 45 pacientes sistemicamente saudáveis com 61 implantes maxilares anteriores. Foram registados parâmetros clínicos, microbiológicos e bioquímicos no início do estudo e novamente após 3 anos. As únicas diferenças estatisticamente significativas entre os exames de base e de acompanhamento relacionaram-se com as medições da profundidade da bolsa de sondagem e da DIM (distância entre o ombro do implante e a margem da mucosa), que aumentaram ligeiramente. Com base num período de observação de até 9 anos (média de 6,8 anos no momento do acompanhamento), concluiu-se que, em pacientes com uma higiene oral adequada, a posição intracrevicular da margem da restauração não parece afetar a saúde peri-implantar e a estabilidade dos tecidos.

[42]**Lang L A et al. (2003)** avaliaram a exatidão do ajuste entre o pilar Procera Custom Abutment e vários sistemas de implantes. Os autores concluíram que o hexágono interno do pilar correspondia ao hexágono externo de todos os sistemas de implantes analisados no estudo e que o pilar Procera com o seu parafuso é universalmente aplicável. Combinado com a função CAD/CAM deste sistema, este facto proporciona uma abordagem dinâmica para resolver muitos dos requisitos de design e espaço associados às numerosas posições clínicas de implantes, particularmente na região anterior do maxilar.

[43]**Hartog L D et al. (2011)** compararam implantes unitários na zona estética com diferentes designs de colo em termos de alterações do nível ósseo marginal e medidas de resultados clínicos. O estudo incluiu noventa e três pacientes com um dente anterior maxilar em falta que foram aleatoriamente selecionados para receber um implante com um pescoço liso de 1,5 mm ("grupo liso"), um pescoço moderadamente rugoso com sulcos ("grupo rugoso") ou um pescoço curvo, moderadamente rugoso com sulcos ("grupo curvo"). Os implantes foram inseridos em locais cicatrizados e carregados após 3 meses. Foram efectuados exames de acompanhamento 6 e 18 meses após a colocação do implante. Os resultados mostraram que o grupo recortado apresentava uma perda óssea radiográfica significativamente mais elevada desde a colocação do implante até aos 18 meses (2,01 _ 0,77 mm) em comparação com o grupo liso (1,19 _ 0,82 mm) e o grupo rugoso (0,9 _ 0,57 mm). Além disso, o grupo recortado apresentou profundidades de bolsa significativamente mais profundas e uma pontuação de hemorragia mais elevada.

[44]**Levin B P e Wilk B L (2013)** analisaram um estudo que avaliou implantes imediatamente colocados e imediatamente provisionalizados na zona estética. Todos os implantes eram de titânio de grau 4 modificado com flúor e jato de TiO2, com um desenho de microtrama coronal. Foram efectuados enxertos ósseos e regeneração óssea guiada (ROG) em todos os locais, e as

restaurações provisórias aparafusadas foram colocadas no mesmo dia do procedimento. Todas as coroas provisórias estavam fora da função oclusal e permaneceram no local durante pelo menos 8 semanas antes do início da terapia de restauração definitiva. Os resultados indicaram que a preservação óssea (BM) foi considerada bem sucedida quando as radiografias mostraram um nível ósseo proximal ao mesmo nível ou coronal à plataforma do implante. Dos 29 implantes colocados, 25 (86%) obtiveram preservação óssea pelo menos 12 meses após a carga com as restaurações definitivas. [45]Este estudo foi considerado bem-sucedido, uma vez que 100% dos implantes sobreviveram após pelo menos um ano de carga da restauração final e 100% dos pacientes ficaram satisfeitos com a estética do seu tratamento com implantes.**Hartog L D et al. (2014)** realizaram um estudo para avaliar a satisfação do paciente antes e depois da terapia com implantes de um único dente na zona estética. Antes da terapia com implantes, os pacientes usavam uma prótese parcial removível (RPD) suportada por tecido, feita de resina acrílica. Foi incluído um total de 153 pacientes. Foram utilizados questionários auto-preenchidos sobre função, conforto e estética para medir a satisfação dos pacientes com a RPD e com o implante 6 e 18 meses após a colocação do implante. A satisfação geral foi avaliada utilizando uma escala visual analógica. Os autores concluíram que a satisfação dos pacientes com um implante de um único dente na zona estética era elevada e melhorou em comparação com uma prótese dentária usada pelos pacientes antes do tratamento com implantes.

[46]**Jones A R (2014)** realizou um estudo para atingir dois objectivos: (1) estabelecer uma pontuação PES/WES global que seja clinicamente aceitável com base na perceção leiga, e (2) relatar os resultados da perceção leiga de deficiências cor-de-rosa e brancas. Um livro de apresentação contendo 27 fotografias com cores calibradas de uma restauração de implante de um único dente (STIR) na zona estética (canino a canino) rodeada por dentes e uma fotografia sem STIR (controlo) foi apresentado a três protésicos (avaliadores) para realizarem uma avaliação PES/WES. As mesmas 27 fotografias foram apresentadas a 101 leigos. Os leigos foram instruídos a reconhecer qual era o dente com STIR. Os leigos foram também instruídos a registar, com base na estética rosa ou branca, quais os factores que influenciaram a sua decisão de selecionar o STIR. O PES médio para as avaliações dos 27 casos pelos revisores foi o seguinte
foi de 5,7 (intervalo de 3 a 10). O valor médio de WES foi de 6,2 (variação de 3 a 10). O valor médio total de PES/WES foi de 11,9 (variação de 6 a 20).

[47]**Kan J Y K et al. (2015)** realizaram um estudo para investigar os efeitos da morfologia do implante (cónico vs. cilíndrico) e a discrepância entre o diâmetro final da broca e do implante (FD-IDD) de seis sistemas de implantes na ocorrência de instabilidade rotacional durante a colocação e provisionalização imediata de implantes (IIPP) na zona estética. Os estudos incluíram cento e setenta e um implantes em 112 pacientes e foram analisados. Os implantes que não suportaram adequadamente o binário gerado pela mão do cirurgião durante a colocação do implante foram classificados como instáveis em termos de rotação. Concluíram que a incidência geral de instabilidade rotacional foi significativamente menor para os implantes cónicos (1,1%) do que para os implantes cilíndricos (não cónicos) (20,5%). No caso dos implantes cilíndricos, a

instabilidade rotacional ocorreu com uma frequência significativamente maior nos grupos com um FD-IDD < 0,5 mm (36,6%) do que nos grupos com um FD-IDD > 0,5 mm. A incidência de instabilidade rotacional foi significativamente mais elevada em implantes cilíndricos com um FD-IDD de > 0,5 mm do que em implantes cónicos com um FD-IDD comparável.

[48]**Joda T e Bragger U (2015)** examinaram um estudo que descreve a gestão minimamente invasiva para a restauração de um implante com um remanescente fracturado de um pilar de zircónia, incluindo reabilitação provisória durante um protocolo de tratamento sequencial na zona estética. Neste estudo, um paciente foi tratado com uma reconstrução aparafusada suportada por implante de uma peça única feita de um pilar de zircónia personalizado com revestimento cerâmico direto na posição do incisivo central superior direito. A prova da prótese revelou uma fratura na região apical do pilar. A primeira tentativa de recuperação resultou numa fratura do instrumento de recuperação. Foi imediatamente utilizada uma construção de arame personalizada para ligar a reconstrução fracturada existente aos dentes adjacentes e para preservar a arquitetura da mucosa peri-implantar. Como o canal do parafuso do implante estava bloqueado, teve de ser fabricada uma broca redonda personalizada, que foi inserida no eixo do implante utilizando uma ferramenta de fecho especial do conjunto de assistência para proteger as roscas internas do implante. As brocas do conjunto de assistência foram então guiadas através do acesso recém-criado para remover os restos fracturados. O parafuso do implante foi novamente aparafusado e a área foi lavada com solução de clorexidina. Todos os restos puderam ser removidos sem intervenção cirúrgica. Nem a ligação do implante nem a interface entre o osso e o implante foram danificadas. A abordagem de tratamento passo a passo com a broca redonda personalizada, em combinação com as brocas específicas do sistema do conjunto de assistência, salvou o implante bloqueado, pelo que o paciente pôde ser reabilitado com sucesso com uma nova reconstrução do implante.

CAPÍTULO 3 DEBATE

Considerações de diagnóstico para a terapia estética com implantes

Uma implantologia dentária bem sucedida começa sempre com um planeamento de tratamento optimizado. Se a estética for uma preocupação importante, o plano de tratamento deve ter em conta se o paciente é adequado para tal procedimento, o procedimento específico em si, os materiais necessários, o momento correto do procedimento e a duração do tratamento para o plano global. A consideração destes elementos básicos reforça o plano de tratamento e proporciona previsibilidade, melhorando as hipóteses de sucesso a longo prazo, tanto a nível funcional como estético.[2]O planeamento do tratamento pode envolver várias especialidades, incluindo a periodontia, a prótese dentária e a ortodontia. Qualquer plano de tratamento deve incluir os procedimentos de menor risco em termos de taxa de sucesso e longevidade, uma vez que já não faz sentido considerar um procedimento de alto risco quando está disponível uma alternativa mais previsível, como um implante dentário. O valor dos procedimentos endodônticos ou periodontais de maior risco para salvar dentes para pilares protéticos é por vezes questionável, uma vez que os implantes dentários são uma alternativa mais previsível.[2]Planeamento analítico sequencial, co-diagnóstico das condições de pré-tratamento do paciente e desenvolvimento de um plano de tratamento que satisfaça as expectativas do paciente relativamente a um implante unitário, um implante multi-dentário ou um implante para reconstrução da arcada completa ou uma sobredentadura suportada por tecido. O objetivo do planeamento do tratamento pode ser discutido através da recolha do historial do doente, da obtenção de registos de diagnóstico, da realização do diagnóstico e da programação do planeamento do tratamento cirúrgico e protético. O processo permite uma documentação organizada da condição de pré-tratamento do doente, conduzindo a uma opção de tratamento faseado. As fases de tratamento podem então ser realizadas numa sequência compatível com as circustâncias clínicas e o calendário do doente e do médico.[50]A preservação dos tecidos está também no centro do interesse em muitos tratamentos implantológicos modernos. Isto é o resultado de uma melhor compreensão da resposta do osso após a extração do dente e da sua resposta à carga e à ausência de carga. A melhor compreensão dos biótipos dos tecidos levou a uma melhor compreensão da resposta potencial dos tecidos duros e moles em redor dos implantes dentários. Como resultado, os conceitos de preservação de tecidos tornaram-se uma aplicação clínica de rotina em qualquer plano de tratamento que aborde tanto a estética como a função, e os exames radiográficos de diagnóstico modernos são considerados um pré-requisito lógico para um tratamento bem sucedido. Para além das radiografias, as fotografias antigas ou diapositivos fornecidos pelo doente são uma parte importante do plano de tratamento. As fotografias podem dar uma impressão de como eram os dentes originais antes da perda do dente ou dentes. Em alguns casos, o paciente quer restaurar a sua aparência anterior, noutros casos quer esconder um desalinhamento ou anomalia que tinha anteriormente. Compreender os desejos e as expectativas do paciente, utilizando imagens originais antigas como referência, pode ser muito útil na reabilitação da região anterior.[2] A criação de um modelo de estudo é extremamente valiosa para completar o resto do trabalho de diagnóstico; pode obter-se muita informação apenas com o modelo. Um modelo de estudo de diagnóstico bem preparado fornece informações sobre os aspectos básicos do estado topográfico da cavidade oral e das condições clínicas associadas, incluindo o tipo de oclusão, o número, a forma e a condição dos dentes remanescentes, o espaço interdentário e interarcos remanescente disponível para restaurações, o osso alveolar remanescente e a sua topografia, e a deteção de lesões patológicas existentes ou hábitos parafuncionais. As informações de diagnóstico obtidas antes do início do tratamento podem fornecer informações valiosas para o planeamento das fases cirúrgica e de restauração do tratamento. Estes dados também podem ser utilizados para selecionar a posição, tamanho, tipo e desenho dos futuros implantes, determinar a necessidade de enxerto ou aumento ósseo, estabelecer a abordagem cirúrgica, posicionar o implante no rebordo alveolar, selecionar os componentes protéticos e determinar o tipo de restauração futura. O sucesso dos implantes requer, por conseguinte, uma abordagem individualizada baseada nas necessidades funcionais, estéticas e psicológicas do candidato a implante. Por conseguinte, o diagnóstico e o planeamento do tratamento são necessários para uma terapia de implantes integrada e segura.[2]

Avaliação médica

A história clínica é um exame estruturado que serve para obter uma visão global da saúde e dos problemas de saúde do doente. Também pode fornecer informações úteis sobre o possível prognóstico do tratamento com implantes. Uma história clínica pormenorizada ou um exame físico e laboratorial podem determinar os riscos médicos associados ao implante dentário.[2] O conhecimento de doenças anteriores e actuais, operações e medicação ajuda a identificar os pacientes que estão "em risco". Em caso de dúvida, o médico assistente ou o especialista deve ser consultado para obter mais esclarecimentos.[51] Além disso, os médicos devem ter cuidado com os doentes medicamente comprometidos e ter em atenção que os doentes que são vistos frequentemente podem já ter uma contraindicação para a terapia com implantes.[2]Ao recolher a história clínica do doente, deve prestar-se especial atenção ao facto de o doente ser física e emocionalmente capaz de tolerar todos os procedimentos que possam ser necessários durante a terapia com implantes, incluindo procedimentos cirúrgicos, vários anestésicos e medicamentos para alívio da dor e reabilitação protética. A Associação Dentária Americana fornece um questionário de saúde pormenorizado que é uma excelente ferramenta para recolher esta informação.[52]O registo dos sinais vitais do doente (pulso, tensão arterial, frequência respiratória e temperatura) pode ser importante para avaliar o estado geral de saúde atual do doente. Se o doente não tiver efectuado um exame médico completo durante vários anos ou se os resultados do questionário de saúde forem positivos, pode ser aconselhável efetuar análises laboratoriais adicionais. Estes testes podem incluir um hemograma completo, urinálise ou uma análise múltipla sequencial da química do sangue (SMAC). Estes resultados podem contribuir significativamente para o perfil médico do doente.[53]
As contra-indicações médicas gerais foram classificadas em dois grupos:

RISK FACTORS	HIGH RISK FACTORS
• Irradiated bone • Severe diabetes • Bleeding disorders • Heavy smoking	• Serious systemic diseases • Immunocompromised patients • Alcohol & Drug abuse • Uncooperative patients

FACTORES DE RISCO ELEVADO

> **Doenças sistémicas graves**, como a artrite reumatoide, ou doenças ósseas, como a osteomalácia ou a osteogénese imperfeita, são consideradas factores de alto risco. No entanto, a osteoporose não constitui uma contraindicação para a utilização de implantes dentários.[51]

Osteoporose: A osteoporose é uma doença do esqueleto caracterizada por uma densidade mineral reduzida (unidade de massa/volume) do osso normalmente mineralizado.[54]

O metabolismo ósseo é afetado, pelo que, em teoria, a integração óssea pode ser mais difícil de alcançar. A osteoporose ocorre frequentemente em mulheres pós-menopáusicas. August et al. investigaram as diferenças entre os maxilares de mulheres na pré e pós-menopausa e descobriram que mais implantes falhavam na maxila, mas não na mandíbula, em mulheres na pós-menopausa. Os autores verificaram que as mulheres pós-menopáusicas que não estavam a tomar medicamentos de substituição hormonal apresentavam as taxas de insucesso mais elevadas.[55]

A Organização Mundial de Saúde estabeleceu critérios de diagnóstico para a osteoporose com base em medições da densidade óssea através da absorciometria de raios X de dupla energia (Organização Mundial de Saúde, 1994). De acordo com estes critérios, um doente é classificado como tendo uma massa óssea baixa, ou seja, osteopenia, se a densidade mineral óssea estiver entre 1 e 2,5 desvios-padrão abaixo do valor médio para uma população jovem. A preocupação de que os implantes dentários tenham um risco acrescido de fracasso em pacientes osteoporóticos baseia-se no pressuposto de que o metabolismo ósseo deficiente afecta a mandíbula ou a maxila de forma semelhante a outros ossos. Outro motivo de preocupação é o pressuposto de que o metabolismo ósseo perturbado, como ocorre na osteoporose, pode prejudicar a osteointegração dos implantes. O processo de remodelação óssea difere de osso para osso, de osso cortical para trabecular e de um local de osso trabecular para outro. Em contraste com o osso cortical, o osso trabecular é muito mais afetado pelas alterações metabólicas no esqueleto, perdendo 0,7% por ano nos homens e 1,2% nas mulheres na pré-menopausa. Após a menopausa, a diminuição da densidade do osso cortical e trabecular acelera para 1% e 6%, respetivamente, ou seja, a diminuição da densidade do osso trabecular após a menopausa excede a do osso cortical. Por esta razão, ossos como a maxila, que é maioritariamente composta por osso trabecular, são mais susceptíveis a uma atrofia rápida e grave em condições de desuso e/ou de procura metabólica de cálcio do que a mandíbula, que é maioritariamente composta por osso cortical.[55]

> **Doentes imunocomprometidos:** Os doentes imunocomprometidos devido a uma infeção viral (VIH) ou a um tratamento medicamentoso (corticosteróides, quimioterapia oncológica ou outros imunossupressores) têm uma capacidade significativamente reduzida de cicatrização de feridas e um sistema imunitário que reage de forma inadequada.[51]
A introdução da terapia antirretroviral altamente ativa (HAART) para as infecções por VIH atrasou significativamente o aparecimento de doenças que definem a SIDA, reduziu as taxas de infecções oportunistas clinicamente manifestas e de lesões da mucosa oral associadas ao VIH e aumentou consideravelmente a esperança de vida. A reabilitação protética com implantes bem sucedida destes pacientes imunocomprometidos, mas imunologicamente estáveis, foi demonstrada em vários relatos de casos. Não é necessária qualquer alteração no tratamento dentário de rotina para os pacientes seropositivos, desde que o seu estado imunitário seja estável. A otimização da higiene oral, os intervalos regulares de consulta, o rastreio de lesões orais relacionadas com o VIH e a deteção de hipossalivação/xerostomia são terapias preventivas para o tratamento dos efeitos secundários da HAART.[56]
Os imunossupressores são medicamentos utilizados na terapia imunossupressora para inibir ou impedir a atividade do sistema imunitário. São geralmente utilizados para prevenir a rejeição de órgãos e tecidos transplantados e para tratar doenças auto-imunes. Estes medicamentos têm muitos efeitos secundários, sendo a maioria deles não selectivos, o que significa que o organismo é incapaz de se defender contra infecções. Sabe-se que a maioria dos medicamentos de quimioterapia tem efeitos citotóxicos no osso, especialmente no osso transplantado onde o fornecimento de sangue está comprometido. Como os agentes quimioterapêuticos têm uma elevada toxicidade para as células que têm uma elevada taxa de renovação, a mucosa oral é frequentemente afetada. Sabe-se que estas ulcerações da mucosa podem tornar-se secundariamente infectadas.[3]
Os glucocorticóides têm fortes propriedades anti-inflamatórias e imunossupressoras. Uma vez que estes medicamentos são amplamente utilizados no tratamento de doenças inflamatórias e auto-imunes, deve ser dada especial atenção aos doentes que tomam doses elevadas de

glucocorticóides a longo prazo. Estes medicamentos interferem com muitos processos anabólicos saudáveis no corpo e suprimem o sistema imunitário, o que pode levar a complicações graves em doentes com implantes dentários.[3]
O tratamento eletivo com implantes está contraindicado em todos os doentes que estejam a receber ativamente qualquer tipo de quimioterapia. No entanto, uma vez terminada a quimioterapia, o tratamento com implantes pode ser efectuado após uma análise cuidadosa do estado do sistema imunitário do doente e com o consentimento do médico.[3]

> **Abuso de álcool e de drogas**: os alcoólicos não são fiáveis em termos de

Conformidade, cuidados ao domicílio e consultas de acompanhamento.[51]
O álcool etílico é uma das drogas que alteram o humor mais consumidas no mundo. Mais de 95% dos fumadores também consomem álcool. O alcoolismo está associado a doenças como perturbações hepáticas e metabólicas, supressão da medula óssea que resulta em complicações hemorrágicas, tendência para infecções e atraso na cicatrização dos tecidos moles. Os efeitos diretos no osso incluem a diminuição da formação, o aumento da reabsorção, a diminuição da função dos osteoblastos, a diminuição da cicatrização de feridas e o aumento da secreção da hormona paratiroide, o que resulta numa diminuição da densidade óssea. No entanto, foi demonstrado que a abstinência do álcool pode reverter os efeitos negativos na função dos osteoblastos em poucos dias.[3]

> **Doentes não cooperantes**: Os pacientes com perturbações psicológicas ou mentais não são fiáveis.[51] O sucesso dos implantes dentários pode ser afetado por doenças mentais como a ansiedade e a depressão. Uma doença mental comum, a depressão é reconhecida como uma das principais causas de morte prematura e incapacidade no mundo. Estima-se que, em 2020, a depressão será a segunda principal causa de morte, a seguir à doença cardíaca isquémica. A depressão é mais comum em pacientes com história familiar de depressão, em associação com doenças sistémicas crónicas e em pessoas idosas. As manifestações dentárias desta doença incluem os efeitos secundários dos antidepressivos, o aumento da cárie dentária e da doença periodontal, o aumento do tabagismo, a xerostomia, a dor facial crónica e a disfunção da ATM. Os pacientes com depressão ativa podem ter problemas de gestão, particularmente com o stress associado ao tratamento com implantes. Embora esta condição seja intermitente, devem ser tomados cuidados especiais no tratamento e acompanhamento destes doentes. Deve ser feita uma história clínica completa e, em casos selecionados, pode ser consultado um médico.[3]

FACTORES DE RISCO

> **Radioterapia**: A radioterapia anterior na região do local proposto para a colocação do implante deve ser cuidadosamente investigada; a relação

entre o insucesso do implante dentário e a radioterapia não é totalmente clara. A radioterapia para o tratamento do cancro oral não parece reduzir a taxa de sobrevivência dos implantes em comparação com os colocados em maxilares não irradiados. O principal problema nos doentes irradiados é a redução do fluxo salivar (xerostomia), o risco de infeção devido à redução do fornecimento de sangue e a possibilidade de osteorradionecrose. As complicações da radiação começam quando a dose ultrapassa 64 Gy. Alguns autores observaram que a maxila é mais propensa ao insucesso dos implantes dentários após a radioterapia. O tempo de espera entre o final da radioterapia e a colocação dos implantes é variável. Alguns autores sugerem de três a seis meses. Outros sugerem seis meses porque esse tempo é necessário para que a fibrose se desenvolva nos tecidos irradiados em resultado da redução da reprodutibilidade celular e da isquémia progressiva. Embora a taxa de insucesso dos implantes dentários após radioterapia oral pareça ser mínima, recomenda-se um tempo de cicatrização mais longo e oxigenoterapia hiperbárica (HBO), especialmente na maxila, para melhorar a capacidade de cicatrização, evitar ulcerações dos tecidos moles e reduzir a formação de tecido fibroso.[2] O principal risco quando se colocam implantes em osso irradiado é a ORN, uma desvitalização irreversível do osso irradiado caracterizada por osso necrótico e mole que não cicatriza corretamente. O mecanismo fisiopatológico é um desequilíbrio entre a procura e a disponibilidade de oxigénio causado por endarterite dos vasos sanguíneos. Os sintomas clínicos incluem dor, osso necrótico exposto, fracturas patológicas e supuração. A incidência de ORN em pacientes desdentados é duas vezes maior do que em pacientes edêntulos, e o consumo de álcool e tabaco leva a uma maior taxa de doença. Devido à maior incidência de insucesso dos implantes dentários em osso irradiado, deve ser dada especial atenção aos doentes irradiados. Antes da terapia com implantes, deve ser efectuada e analisada uma história clínica completa, incluindo a área de exposição à radiação, o tipo de irradiação e a dose total acumulada. A utilização de oxigénio hiperbárico tem demonstrado reduzir a taxa de ORN e de insucesso dos implantes.[3]

> **Diabetes grave**: A diabetes juvenil (tipo 1), em particular, é considerada um fator de risco, enquanto os pacientes com diabetes tipo 2 bem controlada não precisam de ser excluídos da terapia com implantes.[51] A diabetes mellitus não tem influência direta no sucesso dos implantes dentários.[2] Os diabéticos sofrem um atraso na cicatrização de feridas, uma maior perda de osso alveolar, um aumento da doença periodontal e uma maior destruição do tecido inflamatório - todos factores que podem complicar a colocação de implantes. O metabolismo ósseo e mineral também está alterado nos diabéticos, o que pode prejudicar a integração dos implantes.
Processo.[55]
A diabetes mellitus está associada a uma variedade de complicações sistémicas, como a retinopatia, a nefropatia, a neuropatia, a doença micro e macrovascular e a cicatrização de feridas. Na cavidade oral, a diabetes

mellitus está associada à xerostomia, ao aumento dos níveis de glucose salivar, ao inchaço da glândula parótida e a um aumento da incidência de cáries e periodontite. O risco de desenvolver periodontite é 2,9 a 3,4 vezes superior nos diabéticos de tipo 2 do que nos não diabéticos.[54] Os diabéticos mal controlados são mais difíceis de tratar e recomenda-se que a cirurgia seja adiada até se conseguir um melhor controlo.[2]

> **Perturbações hemorrágicas**: A anemia, a leucemia, as perturbações hemorrágicas/coagulantes ou a anticoagulação medicamentosa devem ser consideradas como factores de risco para a terapia com implantes.[51]

A anemia pode levar a outras complicações, como a diminuição da maturação e do desenvolvimento ósseo; radiologicamente, até pode aparecer um padrão ósseo trabecular grande e fraco, indicando uma perda de 25 % a 40 % do padrão ósseo trabecular. As perturbações leucocitárias no sangue incluem a leucocitose causada por leucemia, neoplasia, hemorragia aguda e/ou doenças associadas a inflamação aguda, necrose ou leucopenia,

que pode estar associada a certas infecções (por exemplo, hepatite) ou inflamação da medula óssea

Danos (devido a radioterapia). Ambas as doenças podem levar a complicações que comprometem o sucesso da terapia com implantes dentários, uma vez que a trombocitopenia pode frequentemente levar a infecções, edema e hemorragia. No caso das doenças leucocíticas, deve ser elaborado um plano de tratamento mais conservador.[2]

> **Fumar muito**: Está provado que tem um efeito negativo no prognóstico a longo prazo dos implantes dentários.[2]

O tabagismo é um comportamento generalizado entre as pessoas de todo o mundo. Em 2000, 4,83 milhões de pessoas em todo o mundo morreram devido à dependência da nicotina. Este número é suficiente para explicar os danos causados pelo tabaco. O tabaco parece ser tão antigo como a civilização humana e foi introduzido na Índia por comerciantes portugueses em 1600 d.C.. A sua difusão foi tão rápida que a Índia é atualmente o segundo maior produtor e consumidor de tabaco do mundo. A nicotina aumenta o ritmo cardíaco, a pressão arterial e a frequência respiratória e torna o utilizador mais alerta. Infelizmente, este efeito desvanece-se ao fim de cerca de 20 minutos e o consumidor de tabaco anseia por um novo estímulo. Fumar tem um impacto na saúde geral e oral de um indivíduo. Foi estabelecida, sem margem para dúvidas, uma relação primária entre o tabagismo e as doenças coronárias, os acidentes vasculares cerebrais, a arteriosclerose subclínica, a doença pulmonar obstrutiva crónica, a pneumonia, o baixo peso à nascença e vários tipos de cancro.

As mulheres grávidas que fumam tabaco têm um risco acrescido de nado-morto. Em termos de saúde oral, aumenta o risco de doença periodontal, lesões pré-cancerosas e cancerosas na boca, cáries radiculares e peri-implantite. Provoca igualmente perturbações do paladar, descoloração dos dentes e restaurações e atraso na cicatrização de feridas após extracções, procedimentos periodontais e cirurgia ortognática. Contribui também para o aumento dos danos nos tecidos e para a degradação do osso alveolar. A nicotina pode afetar a síntese de proteínas celulares e prejudicar a capacidade de adesão dos fibroblastos gengivais, interferindo assim na cicatrização de feridas e/ou exacerbando a doença periodontal. Para que um implante seja bem sucedido, muitos factores têm de ser conjugados, desde um bom procedimento cirúrgico a uma boa prótese e aos seus cuidados adequados. O impacto do tabaco na sobrevivência e no sucesso dos implantes é mais pronunciado em áreas com osso trabecular de má qualidade. Nos fumadores, os implantes maxilares têm uma taxa de insucesso mais elevada do que os implantes mandibulares. É provável que o osso maxilar seja de menor qualidade e, por conseguinte, mais suscetível aos efeitos nocivos do tabaco. A vasoconstrição causada pela absorção localizada de nicotina na corrente sanguínea demonstrou, em alguns estudos, ser um fator importante no insucesso dos implantes. [57]

O tratamento do edentulismo parcial e total com implantes dentários tornou-se um procedimento previsível para a maioria dos pacientes e espera-se que venha a desempenhar um papel importante na reabilitação oral no futuro. Os clínicos precisam de combinar o seu entusiasmo pela implantologia dentária com um conhecimento e uma compreensão profundos do impacto fisiológico das doenças sistémicas existentes ou das terapias sistémicas nos resultados e no bem-estar dos pacientes. De acordo com estas implicações, a terapia com implantes endósseos pode
melhorar significativamente a função e a estética de pacientes parcial ou totalmente edêntulos cuidadosamente selecionados. Antes de ser considerada qualquer forma de terapia com implantes endósseos para um doente, deve ser analisada uma história clínica completa e efectuado um exame físico, se necessário. As doenças sistémicas existentes ou a terapêutica sistémica em curso podem complicar ou contraindicar a implantologia.[54]

Modelo de estudo

O modelo de estudo é uma ferramenta de diagnóstico valiosa que ajuda no desenvolvimento e implementação do plano de tratamento.[3] Fornece uma réplica quase exacta das condições orais existentes no momento em que a impressão é feita. A transferência da condição intra-oral do paciente para um modelo dentário é um pré-requisito indispensável para o planeamento pré-operatório; permite ao clínico estudar e compreender os elementos de tratamento necessários para cumprir todos os requisitos estéticos e funcionais nas fases de tratamento subsequentes.[58] (Fig. 1)

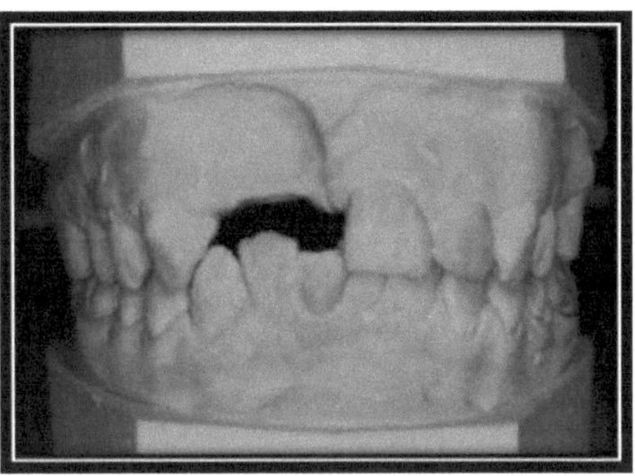

A Fig. 1 mostra impressões de estudo montadas num articulador articulado simples e
mostra um
incisivo central superior direito em falta

O modelo de estudo mestre pode ser duplicado duas ou três vezes para diferentes aplicações clínicas. Um duplicado pode ser usado para fabricar a guia cirúrgica, outro para fabricar uma restauração provisória para o paciente, e outro pode ser mantido como um registo para necessidades futuras ou para comparação entre os progressos do tratamento. São úteis para determinar o espaço interdentário e a profundidade do sulco. Estas medições são necessárias para calcular a futura relação coroa/implante, a necessidade de aumento ósseo, o tipo de implante utilizado, o tipo de pilar final e a extensão da restauração final.[2]

O espaço interdentário é melhor avaliado no modelo de estudo e não na boca do paciente, uma vez que os lados palatino e lingual dos dentes são claramente visíveis. O espaço interdentário pode ser dividido em três categorias diferentes: ótimo, reduzido ou excessivo. Cada categoria requer uma abordagem clínica diferente, e muitos factores, incluindo a quantidade de suporte ósseo disponível, o biótipo do tecido e a natureza do maxilar oposto, influenciam o tratamento de um espaço interarcos inadequado. [2]Nos casos em que o espaço interarcos deve ser melhorado para a terapia com implantes, o tratamento deve centrar-se na adaptação funcional a esta nova posição, utilizando as restaurações provisórias (Fig. 2)

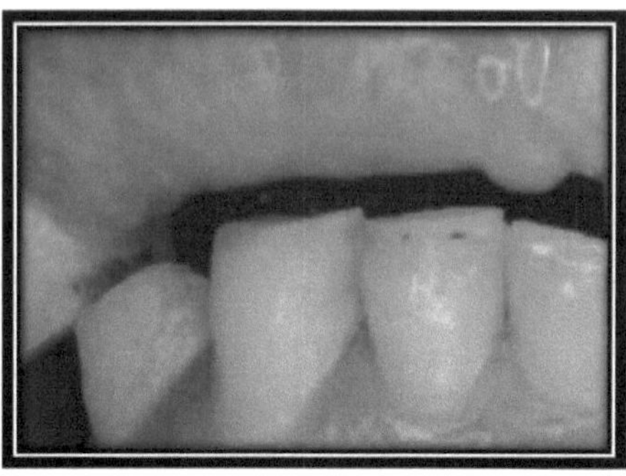

A Fig. 2 mostra um espaço interdentário reduzido que não permite que os componentes da restauração de implantes sejam empilhados

Se o espaço entre as arcadas mandibulares for demasiado grande, pode ser reduzido com enxertos onlay antes da colocação de implantes. Os enxertos autógenos e/ou enxertos de membrana melhoram significativamente a relação coroa/implante e a estética final e permitem frequentemente uma maior escolha de implantes com a vantagem associada de uma maior área de superfície.[2]

Um registo oclusal adequado deve fornecer uma referência precisa para uma articulação exacta das impressões dentárias. Os materiais de silicone são fáceis de trabalhar e de manusear em comparação com os materiais de cera convencionais. Não se deve assumir que os pacientes com dentes posteriores intactos e dentes anteriores em falta terão uma relação oclusal exacta dos modelos. A falta de dentes anteriores leva a uma perda do batente anterior e, muitas vezes, a várias intercuspações possíveis dos modelos no laboratório. Neste caso, uma placa de silicone é normalmente suficiente para unir as impressões para uma relação exacta.[2]
Os modelos de estudo também podem ajudar a determinar o número e o tamanho dos implantes a utilizar para suportar uma determinada prótese. Em áreas onde a função é fundamental, como a substituição de dentes em falta na região posterior, deve ser utilizado um número máximo de implantes para proporcionar uma maior superfície de suporte. Este procedimento é recomendado como um fator de segurança para que os implantes possam suportar as cargas acrescidas nestas áreas e garantir um melhor prognóstico. Por outro lado, nas zonas onde a estética é desejada e as forças de mordida são menos prejudiciais, é preferível reduzir o número de implantes (sem comprometer a função). Isto é por vezes referido como o *método de aumento do*

pôntico ou técnica de desenvolvimento do pôntico.[2] (Fig. 3)

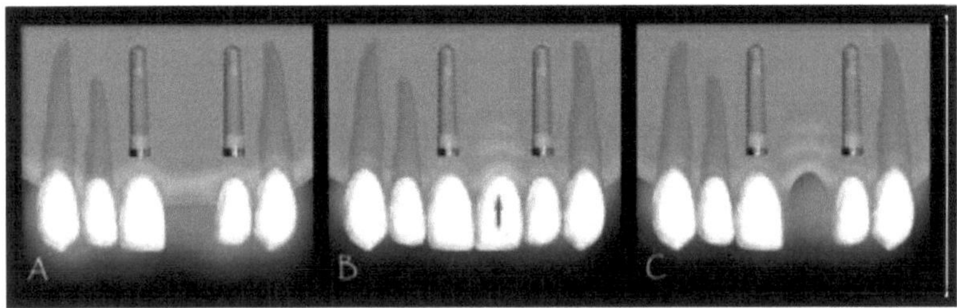

A Fig. 3 mostra a utilização de um número reduzido de implantes para
permitir
uma melhor
arquitetura dos tecidos moles peri-implantares
, utilizando o método de desenvolvimento Pontic.
Em B
, o efeito da pressão do pôntico é mostrado pela seta vermelha.

O objetivo é criar paredes gengivais e papilas interdentais modeladas de acordo com as que rodeiam os dentes naturais. A pressão do pôntico subjacente da prótese fixa actua sobre o rebordo alveolar. Se for utilizada uma prótese removível, o paciente é instruído a usar a prótese provisória durante todo o tempo e a retirá-la apenas para a higiene oral. Com o método de desenvolvimento do pôntico, o dentista pode obter um perfil de emergência natural, bem como uma arquitetura semelhante a uma papila.[59]

Os modelos de estudo podem, por vezes, fornecer uma indicação valiosa do tipo de suporte ósseo disponível. Podem ser úteis para avaliar a quantidade de osso necessária para um procedimento de enxerto planeado, de modo a contribuir para a viabilidade a longo prazo e para uma melhor estética dos implantes dentários.[60]

Em conjunto com as radiografias disponíveis, os modelos de estudo ajudam a selecionar com precisão o tamanho do implante, determinando a largura do osso numa secção específica do rebordo alveolar, utilizando uma técnica denominada "*mapeamento do rebordo*".[61] Esta técnica envolve

Medir a espessura da mucosa inserindo uma agulha de punção fina, um medidor de tecidos ou um paquímetro no tecido mole investido no rebordo alveolar, traçando uma linha vertical no centro da área edêntula. Pode ser utilizado um modelo fino moldado a vácuo para indexar os locais de sondagem. A medição é então repetida em dois ou três pontos ao longo da linha vertical, tanto facial como lingualmente. As leituras de profundidade registadas são então transferidas para os locais correspondentes no modelo de estudo seccionado na mesma linha vertical. A topografia do rebordo alveolar e a espessura da mucosa são determinadas através da subtração dos valores medidos e da ligação dos pontos medidos para formar uma linha.[2] (Fig. 4 e Fig. 5)

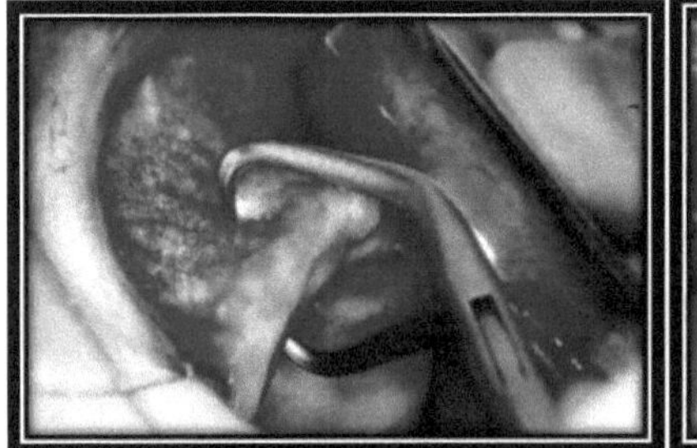

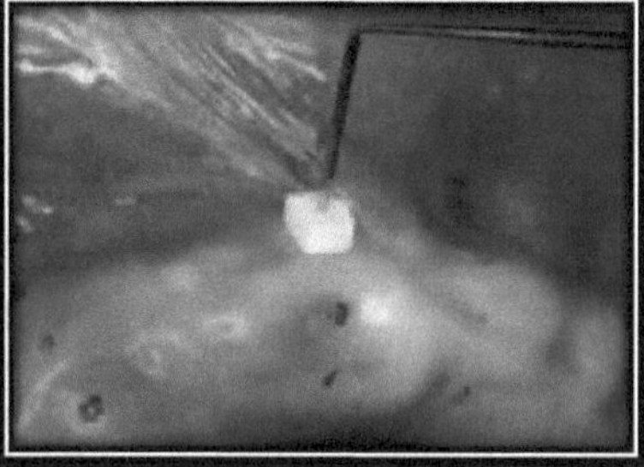

A Fig. 4 mostra um mapeamento da crista e três marcações de pinos palatinos. A figura 5 mostra três marcações de pinos na direção longitudinal

Depois de examinar o espaço edêntulo e determinar o número de implantes necessários, é efectuado um wax-up para substituir o dente natural em falta e restaurar os contornos biológicos em falta. Este é mostrado ao paciente para que este o possa avaliar pessoalmente e diretamente sobre o modelo de estudo.

Isto torna todo o processo de tratamento mais tangível para o paciente. No entanto, a avaliação do wax-up é normalmente complicada para o paciente, uma vez que é difícil para ele imaginar e visualizar uma nova prótese com base num wax-up. Uma vez que o paciente tenha concordado com o enceramento, as posições dos futuros implantes são marcadas no modelo. Um modelo cirúrgico, que é criado no modelo de estudo de acordo com as marcações destas localizações, ajuda a transferir o primeiro procedimento cirúrgico planeado para o local da cirurgia.[62]

Avaliação radiológica

Os diagnósticos e as técnicas de imagiologia ajudam a desenvolver e a implementar um plano de tratamento coerente e abrangente para a equipa de implantes e para o doente.[3]

A avaliação do suporte ósseo em implantes dentários endósseos é fundamental para o benefício clínico dos implantes no restabelecimento da função. As radiografias são uma ferramenta importante para a avaliação da arquitetura óssea, sendo utilizadas em cada uma das três fases do tratamento, avaliação e manutenção dos implantes. A primeira fase é a avaliação pré-operatória do osso nos potenciais locais receptores de implantes durante a fase de planeamento do tratamento. A segunda aplicação comum é a avaliação intra-cirúrgica da proximidade das estruturas adjacentes e do paralelismo dos locais de osteotomia a preparar. A aplicação final das radiografias é a avaliação a longo prazo do sucesso ou insucesso da terapia com implantes.[60]

Os objectivos do diagnóstico por imagem dependem de uma série de factores, incluindo a quantidade e o tipo de informação necessária e o momento do tratamento a realizar. A decisão de quando realizar um exame imagiológico e qual a modalidade de imagem a utilizar depende da integração destes factores e pode ser dividida em três fases.[3]

I) **Fase 1: Imagiologia antes do implante cirúrgico**

Esta fase inclui todos os exames radiológicos anteriores e novos exames radiológicos para ajudar a equipa de implantação a determinar o plano de tratamento final para o doente.

Os objectivos desta fase da imagiologia incluem

- Todas as informações cirúrgicas e protéticas necessárias para determinar a quantidade, a qualidade e as angulações do osso.
- A relação entre as estruturas críticas e os futuros locais de implantação
- Presença e ausência de doenças nos sítios propostos.

II) **Fase 2: Imagiologia cirúrgica e intra-operatória de implantes**

Nesta fase, o objetivo é apoiar o tratamento cirúrgico e protético do paciente.

Os objectivos desta fase são:

- Avaliação das zonas cirúrgicas durante e imediatamente após a operação.
- Apoio no posicionamento e alinhamento óptimos dos implantes dentários. Avaliação da fase de cicatrização e integração da cirurgia de implantes.
- Assegurar o estado da posição do pilar e o fabrico da prótese.

III) **Fase 3: Imagiologia após a implantação da prótese**

Esta fase começa imediatamente após a colocação da prótese e dura enquanto os implantes permanecerem no maxilar.

Os objectivos desta fase da imagiologia são

- Avaliação da manutenção a longo prazo da função e fixação rígida do implante, incluindo o nível de crista óssea à volta de cada implante.
- Avaliação do complexo de implantes[3]

Os métodos de radiografia disponíveis vão desde os mais simples (utilização de filmes intra-orais) até aplicações mais complexas (tomografia computorizada). Um grande número de radiografias associadas a implantes dentários é utilizado para diagnosticar a área recetora do implante. A avaliação radiográfica do local do implante fornece, idealmente, informações sobre a quantidade de osso em três dimensões, a localização das estruturas anatómicas (por exemplo, o canal maxilar e os seios maxilares) e a qualidade do osso presente.[60]

A decisão de efetuar uma imagiologia baseia-se nas necessidades clínicas do doente. Uma vez tomada a decisão sobre a imagiologia, é utilizada a modalidade de imagiologia que fornece a informação de diagnóstico necessária em relação às necessidades clínicas do doente e que acarreta o menor risco radiológico. Para modalidades mais complexas ou em situações em que o dentista responsável pelo tratamento tem menos experiência, pode ser necessária a opinião de um radiologista. Maximizar a relação risco/benefício dos exames imagiológicos é um princípio fundamental da radiologia. Os exames que se sabe que conduzem a este resultado não são necessariamente os que custam menos, que se realizam perto do dentista ou que causam menos exposição à radiação. No entanto, permitem ao dentista fornecer ao paciente o tratamento correto.[3] Estão atualmente disponíveis várias técnicas de imagiologia para exames pré e pós-operatórios. Estas podem variar desde simples vistas bidimensionais, como as radiografias panorâmicas, até vistas multiplanares mais complexas, dependendo do caso e da experiência do profissional.[63]

SELECÇÃO DE UM MÉTODO RADIOLÓGICO

Existem vários princípios básicos de radiografia que devem orientar o médico na seleção de uma técnica de imagiologia adequada.

• Deve haver um número e tipo adequados de imagens para fornecer a informação anatómica necessária.

• A técnica de imagiologia escolhida deve ser capaz de fornecer as informações necessárias com uma precisão e exatidão dimensional adequadas.

• Tem de haver uma forma de relacionar as imagens com a anatomia do doente.

• Independentemente da técnica utilizada, o feixe de raios X e o recetor de imagem do doente devem ser posicionados de forma a minimizar a distorção.

• A informação de imagiologia deve estar em equilíbrio com a dose de radiação e os custos financeiros para o doente. O princípio ALARA deve aplicar-se à seleção quando é considerada mais do que uma técnica. O princípio ALARA (As Low As Reasonably Achievable)

• A filosofia reconhece que um efeito nocivo pode ocorrer independentemente do nível da dose de radiação. Por conseguinte, qualquer dose que possa ser reduzida sem dificuldade, grande despesa ou incómodo deve ser reduzida.[63]

•

TIPOS DE MODALIDADES DE IMAGIOLOGIA

Existem muitas modalidades de imagiologia utilizadas para a imagiologia de implantes, incluindo dispositivos especificamente concebidos para a imagiologia de implantes dentários. Estas modalidades podem ser descritas como analógicas ou digitais e bidimensionais ou tridimensionais.[63]

Os métodos de imagiologia analógicos são sistemas bidimensionais que utilizam películas de raios X ou lâminas de intensificação como receptores de imagem. A qualidade da imagem destes sistemas é caracterizada pela resolução/função de transferência de modulação, contraste/curva H e D, ruído/espetro de Weiner e sensibilidade. O desempenho clínico destes sistemas de imagiologia é avaliado pelas caraterísticas do operador do recetor. Uma imagem digital tridimensional é descrita por uma matriz de imagem cujos elementos individuais de imagem/imagem são designados voxels. Uma imagem digital tridimensional é descrita não só pela sua largura e altura e pelos seus pixéis (ou seja, 512 p 512), mas também pela sua profundidade/espessura. Um volume de imagem ou caraterização tridimensional do doente é gerado por imagens contíguas que resultam numa estrutura tridimensional de elementos de volume (por exemplo, tomografia computorizada [TC], ressonância magnética [RM] e tomografia computorizada interactiva [TIC]). Cada elemento de volume tem um valor que descreve o seu nível de intensidade. As modalidades tridimensionais têm normalmente uma escala de intensidade de 12 bits ou 4096 valores.[3]

1) Radiografia periapical

As radiografias periapicais são imagens de uma área limitada do alvéolo mandibular ou maxilar. São criadas colocando a película intra-oralmente paralela ao corpo alveolar, com o feixe central da máquina de raios X a deslocar-se

• Periapical (analog)
• Occlusal (analog)
• Lateral cephalometry (analog)
• Panoramic (analog)
• Tomography
• Computed tomography (three dimensional)
• Magnetic resonance imaging (three dimensional)
• Interactive computed tomography (three dimensional)[3]

perpendicularmente ao alvéolo na região de interesse, criando uma vista lateral do alvéolo. Uma película dentária de tamanho 2 proporciona uma vista de 25 a 40 mm do maxilar em cada exposição. As radiografias periapicais fornecem uma vista lateral da mandíbula e nenhuma informação de secção transversal.[3] (Fig. 6)

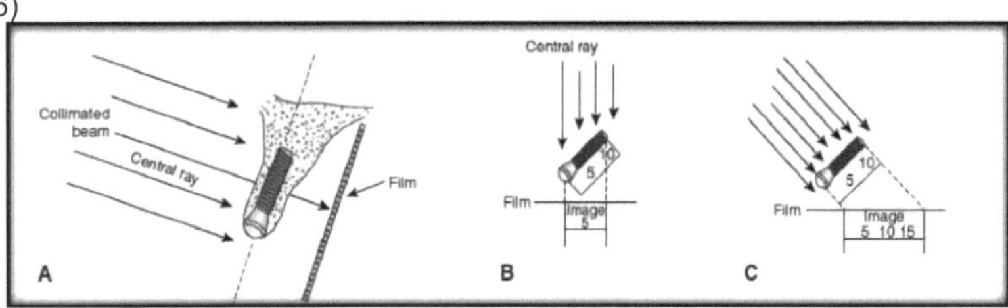

A Fig. 6 mostra o posicionamento da película para radiografias periapicais

Esta vista pode ser útil na avaliação da condição do periodonto para avaliar a posição das raízes em relação às estruturas anatómicas vizinhas e/ou a um futuro local de implante específico. Também pode ser uma referência valiosa que o médico pode consultar na altura da cirurgia para determinar a profundidade de perfuração.[2] Por outro lado, a radiografia periapical tem algumas deficiências inerentes, incluindo uma ligeira ampliação das imagens, que é inconsistente e varia consoante a técnica utilizada. Consequentemente, uma imagem numa película periapical não representa o tamanho real de um objeto. Outra desvantagem é o tamanho reduzido da película, que restringe a área visualizada e, por conseguinte, limita as aplicações clínicas.[2]

2) Radiografia digital

Um dos mais recentes avanços significativos na radiologia dentária é o advento da tecnologia digital, que tornou possível reduzir muitas das limitações da radiografia intra-oral convencional. A utilização da radiografia digital tornou a cirurgia de implantes e as próteses mais fáceis e mais eficientes.[3] A radiografia digital elevou a vista periapical a um novo nível e permite ao médico executar o plano de tratamento com facilidade e previsibilidade.[2]

A radiologia digital é uma técnica de imagiologia em que a película é substituída por um sensor que recolhe os dados. A informação analógica recebida é depois interpretada por um software especial e é formulada uma imagem num monitor de computador. A imagem resultante pode ser modificada de várias formas, por exemplo, escala de cinzentos, brilho, contraste e inversão. Também podem ser criadas imagens a cores para melhorar a imagem digital e permitir uma melhor avaliação. Existem atualmente programas informáticos (por exemplo, DexisImplant) que permitem a calibração das imagens ampliadas para garantir medições precisas.[3] (Fig. 7)

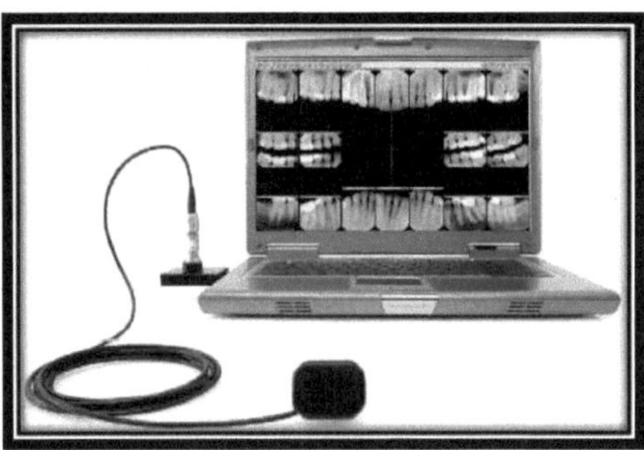

A Fig. 7 mostra uma imagem digital de raios X que inclui um sensor digital e um computador.

Estão disponíveis comercialmente dois tipos de plataformas de sensores: sensores de semicondutores de óxido metálico e sensores de fósforo. Ambas permitem o armazenamento digital de imagens de raios X com carimbos de data e hora, permitem a ampliação, o melhoramento e a transmissão da imagem e são adequadas para a educação dos doentes. Existem também dois tipos de visualização digital: direta e indireta. Com a visualização direta, a imagem é apresentada segundos após a exposição, permitindo uma utilização atempada para procedimentos endodônticos e de implantes. No entanto, as imagens diretas são rígidas, frágeis e dispendiosas. A visualização indireta utiliza um scanner como passo intermédio entre a obtenção e a visualização da imagem. O sensor não pode ser reexposto até ser digitalizado ou a imagem original é perdida. No entanto, estas imagens são menos sensíveis e podem ser um pouco mais flexíveis. Após a visualização, o filme é digitalizado para um computador, onde fica disponível para visualização, armazenamento num disco rígido ou transferência eletrónica.[2]

Em comparação com as imagens de raios X convencionais, os sistemas digitais mais recentes têm uma radiação significativamente mais baixa e uma melhor resolução.[64]

No entanto, no que diz respeito à implantologia oral, a maior vantagem da radiografia digital é a rapidez imediata com que as imagens são produzidas, o que é muito útil para a inserção cirúrgica de implantes e a verificação protética da inserção de componentes.[3]

As vantagens de um sistema de raios X digital incluem

- Menor exposição dos pacientes à radiação
- Aumenta o conforto do doente durante a exposição aos raios X.
- Resultados imediatos
- Eliminação dos inconvenientes associados ao processamento de filmes (por exemplo, armazenamento, limpeza de produtos químicos)
- As imagens geradas podem ser manipuladas. Por exemplo, o contraste pode ser aumentado para permitir um diagnóstico imediato.[65]

Uma desvantagem da radiografia digital é o tamanho e a espessura do sensor e a posição do cabo de ligação. Estas caraterísticas dificultam o posicionamento do sensor em alguns locais, por exemplo, perto de toros ou de uma forma de arco cónico na região canina.[9] A utilização de um sistema de raios X digital também requer um investimento inicial - tanto na compra do equipamento como na formação de pessoal capaz de manter o equipamento e gerir os dados gerados.[66]

3) Radiografia oclusal

A vista oclusal é outra radiografia intra-oral. É utilizada apenas de forma muito limitada na implantologia moderna, uma vez que as estruturas anatómicas são sobrepostas e a alteração do ângulo do tubo de raios X pode levar a distorções na maioria das imagens e a dificuldades de acesso às áreas posteriores da cavidade oral.[2] (Fig. 8 e 9)

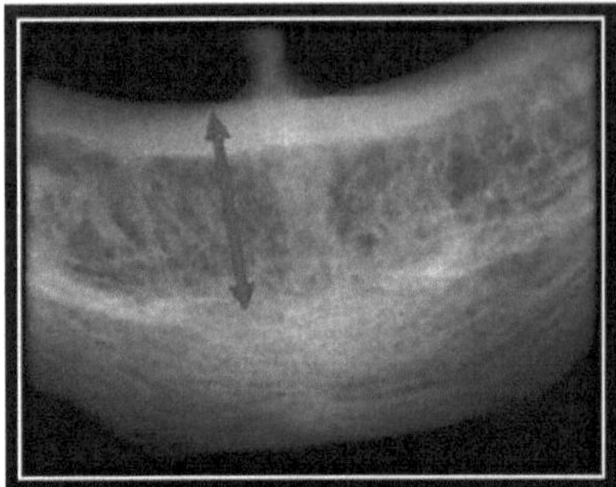 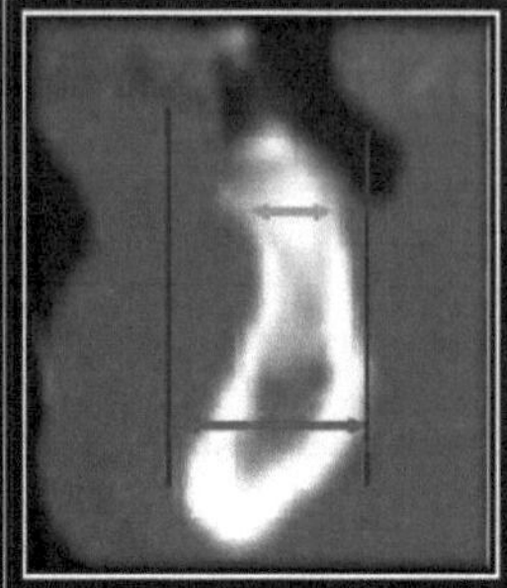

A Fig. 8 mostra uma radiografia oclusal com a área vestibular mais larga (seta vermelha).
A Fig. 9 mostra os graus de radiografia oclusal) para o filme da radiografia maxilar.

A radiografia oclusal fornece imagens planas de alta resolução da mandíbula ou do maxilar.[67]
As radiografias oclusais do maxilar são inerentemente oblíquas e tão distorcidas que não têm qualquer utilidade quantitativa em implantologia dentária para determinar a geometria ou o grau de mineralização do local do implante. O grau de mineralização do osso trabecular não pode ser determinado com esta projeção, e a relação espacial entre estruturas críticas, como o canal mandibular e o forame mental, e o local proposto para o implante perde-se com esta projeção. Por conseguinte, as radiografias oclusais raramente são indicadas na fase de diagnóstico pré-operatório da implantologia dentária.[3]

4) Radiografia cefalométrica

As radiografias cefalométricas são radiografias planas orientadas do crânio. O crânio é alinhado com a máquina de raios X e o recetor de imagem utilizando um cefalómetro, que fixa fisicamente a posição do crânio com projecções no canal auditivo externo. A geometria do equipamento de imagiologia cefalométrica resulta numa ampliação de 10% da imagem com um objeto focal de 60 polegadas e uma distância de 6 polegadas entre o objeto e a película.[67]
As radiografias cefalométricas laterais fornecem uma imagem individualizada da relação entre a maxila e a mandíbula e a base do crânio. Esta relação é fundamental para determinar a viabilidade da reconstrução com implantes do alvéolo desdentado na sua posição atual ou a necessidade de correção ortognática como parte do plano de reconstrução. [53](Fig. 10)

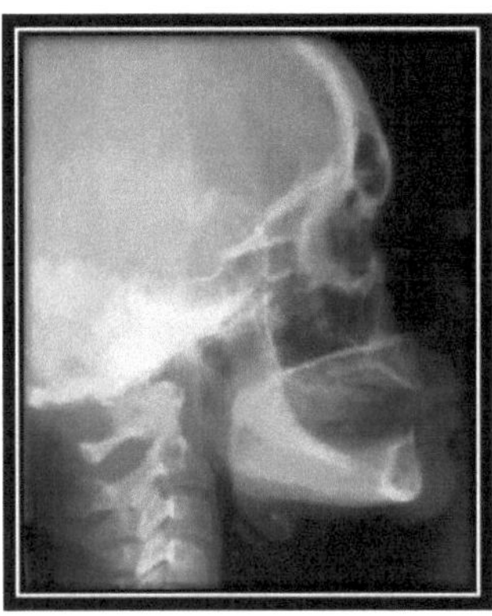

A Fig. 10 mostra uma radiografia cefalométrica para avaliação pré-operatória da sínfise.

Os pacientes que, devido à sua idade, estado geral de saúde ou relutância em submeter-se a uma cirurgia ortognática para corrigir uma anomalia esquelética (especialmente no caso de dentes edêntulos), podem submeter-se a uma reconstrução implanto-suportada da sua dentição. Estes pacientes devem ser informados dos compromissos protéticos e estéticos associados à sua restauração devido à sua anomalia esquelética.[53] É efectuada uma radiografia cefalométrica lateral com o plano médio-sagital do paciente alinhado paralelamente ao recetor de imagem. Esta radiografia mostra uma imagem em corte transversal do alvéolo da mandíbula e do maxilar no plano médio-sagital.[68] Com uma ligeira rotação do cefalómetro, pode ser mostrada uma vista em corte transversal da mandíbula ou maxila na área dos incisivos laterais ou caninos. Ao contrário das imagens panorâmicas ou periapicais, a vista transversal do alvéolo mostra a relação espacial entre a oclusão e a estética com o comprimento, a largura, a angulação e a geometria do alvéolo e é mais precisa para determinar a quantidade de osso. Os implantes têm frequentemente de ser posicionados nas regiões anteriores junto à placa lingual.[3]

Os cefalogramas fornecem informações sobre a angulação dos implantes a colocar.[2] As radiografias cefalométricas são uma ferramenta útil para desenvolver um plano de tratamento com implantes, especialmente para pacientes completamente desdentados.[3]

As desvantagens das radiografias cefalométricas incluem o facto de a informação da secção transversal estar limitada à linha média e a difícil acessibilidade do dispositivo cefalométrico. Qualquer estrutura que não se encontre na linha central é sobreposta no lado contralateral. Esta técnica de radiografia é dependente do operador e conduz a uma imagem distorcida se for incorretamente posicionada. Uma vez que as radiografias cefalométricas laterais utilizam lâminas de intensificação, a resolução e a nitidez são prejudicadas em comparação com os procedimentos de radiografia intra-oral.[3]

5) Radiografia panorâmica

A radiografia panorâmica é uma técnica radiográfica de plano curvo que permite visualizar a mandíbula, a maxila e a metade inferior dos seios maxilares numa única imagem. Esta modalidade é provavelmente a modalidade de diagnóstico mais frequentemente utilizada em implantologia.[3] (Fig. 11)

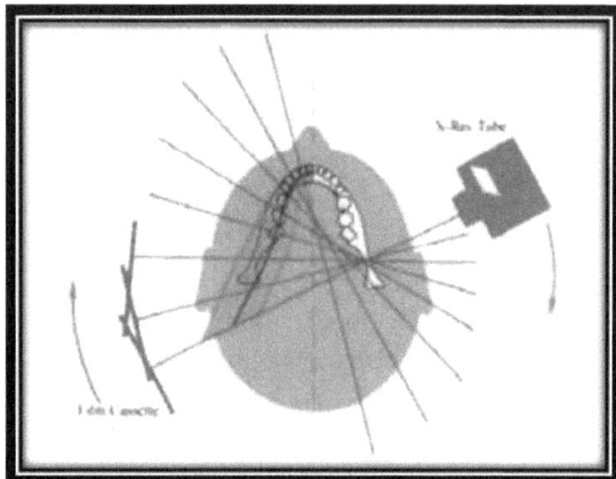

A Fig. 11 mostra uma radiografia panorâmica

As radiografias panorâmicas mostram a presença ou ausência de dentes ou implantes em ambas as arcadas dentárias. São telas úteis para visualizar condições ósseas patológicas, como quistos residuais, e para áreas posteriores onde a aquisição de películas periapicais é muitas vezes difícil ou mesmo impossível.[53] No entanto, a radiografia panorâmica não é a mais diagnóstica para a imagiologia pré-operatória quantitativa de implantes. Esta técnica radiográfica produz uma imagem de uma secção do maxilar de espessura e ampliação variáveis.[3]
As principais limitações das radiografias panorâmicas podem ser divididas em duas categorias: (1) distorções inerentes ao sistema panorâmico e (2) erros de posicionamento do paciente.[3]
As estruturas que estão posicionadas num ângulo em relação ao recetor do implante produzem aspectos das estruturas que são ampliados mais quando estão mais afastadas do recetor de imagem e menos quando estão mais próximas do recetor de imagem. A ampliação uniforme das estruturas resulta em imagens com distorções que não podem ser compensadas durante o planeamento do tratamento. As regiões posteriores do maxilar são geralmente as áreas menos distorcidas de uma radiografia panorâmica.[3]
A radiografia panorâmica convencional é um método muito produtivo de visualização de doenças dentárias e ósseas. No entanto, a radiografia panorâmica não mostra a qualidade/mineralização do osso, é quantitativamente enganadora devido à ampliação e ao facto de a vista transversal tridimensional não ser mostrada, e tem alguma utilidade na visualização de estruturas críticas,

mas pouca utilidade para mostrar a relação espacial entre estruturas e a quantificação dimensional do local do implante. Devido ao facto de a radiografia panorâmica ser tão popular e amplamente utilizada em medicina dentária, os dentistas desenvolveram formas de compensar as suas deficiências. As empresas de implantes oferecem frequentemente sobreposições ampliadas com uma ampliação predefinida de 25% para avaliar o tamanho do implante, que são colocadas numa película panorâmica para comparação com as posições das estruturas vitais. A ampliação inerente depende dos erros de posicionamento do doente, resultando numa distorção geométrica significativa. Com os conhecimentos adequados, a maioria dos erros de posicionamento do paciente pode ser corrigida.[3] Foi desenvolvida uma técnica para avaliar a radiografia panorâmica para implantes posteriores mandibulares e compará-la com a avaliação clínica durante a cirurgia, identificando o forame mental e a extensão posterior do canal alveolar inferior.[69]

A região anterior do maxilar edêntulo é geralmente oblíqua em relação ao filme e é frequentemente a área mais difícil de avaliar numa radiografia panorâmica devido à curvatura do alvéolo e à inclinação do osso. As dimensões das estruturas inclinadas nas radiografias panorâmicas não são fiáveis.[3]

6) Tomografia

Tomografia é um termo genérico composto pelas palavras gregas tomo (fatia) e graph (imagem) e foi introduzido em 1962 pela Comissão Internacional de Unidades e Medidas Radiológicas para descrever todas as formas de radiografia de fatias do corpo. A radiografia em fatias é uma técnica especial de raios X que permite visualizar uma secção da anatomia do doente, desfocando áreas da anatomia do doente acima e abaixo da secção de interesse.[3]

O princípio básico da tomografia é que o tubo de raios X e a película estão ligados por uma haste rígida, a chamada haste pivotante, que roda em torno de um ponto, o chamado ponto pivotante. Quando o sistema é ligado, o tubo de raios X move-se numa direção, enquanto o plano da película se move na direção oposta e o sistema gira em torno do ponto pivô. O centro de rotação permanece estacionário e define a área a ser examinada, o corte tomográfico. Nos sistemas de geometria fixa, são gerados diferentes cortes tomográficos ajustando a posição do centro de rotação ou a posição do doente relativamente ao centro de rotação.[70]

Os tomogramas convencionais têm uma ampliação constante que varia de aparelho para aparelho. Nalguns aparelhos, a ampliação da imagem chega a ser de 40%[26]. Além disso, esta técnica é muito dependente do operador, uma vez que a sobreposição de estruturas fora do plano focal leva a uma "desfocagem" considerável da imagem, tornando-as muito difíceis de reconhecer.[3]

Além disso, ao procurar a localização de um canal mandibular, um espaço vascular e a secção transversal do canal parecem semelhantes, pelo que é possível uma interpretação incorrecta. Estudos demonstraram que mais de 20 % das imagens tomográficas não são de diagnóstico.[3]

7) Tomografia computorizada

Na imagiologia convencional por raios X, toda a espessura do corpo é projectada

numa película:
As estruturas sobrepõem-se e são difíceis de distinguir. Um dos problemas é a perda de informação sobre a profundidade. Geoffrey N. Hounsfield apresentou o primeiro aparelho de TAC em 1972. Esta nova técnica de tomografia computorizada (TC) reconstrói uma imagem em corte transversal do corpo a partir de uma "pilha virtual de imagens de raios X".[71] A TC permite diferenciar e quantificar os tecidos moles e duros. Pela primeira vez na imagiologia médica, os radiologistas puderam visualizar tecidos duros e moles numa única imagem sem terem de realizar um procedimento invasivo no doente, como a injeção de agentes de contraste.[3]
A TC é um procedimento médico digital que pode criar imagens 3D da anatomia de um paciente através da reconstrução de muitos cortes axiais. Com um exame 3D, os médicos podem visualizar a arquitetura óssea, os nervos, as articulações, os seios nasais e outras estruturas de forma muito mais completa do que com as imagens planas convencionais de raios X.[72] (Fig. 12)

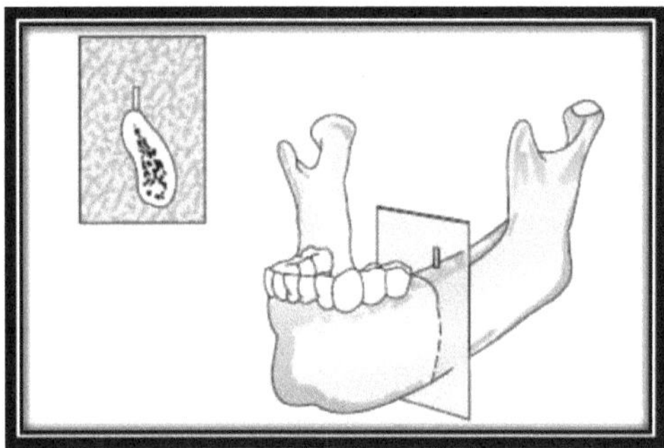

A Fig. 12 mostra tomogramas convencionais que produzem uma imagem de secção transversal (imagem de corte)

A TC gera imagens axiais da anatomia de um doente. As imagens axiais são criadas perpendicularmente ao eixo longitudinal do corpo. A TC é uma técnica de imagiologia digital prospetiva.[3]
A TC oferece uma oportunidade única para analisar retrospetivamente operações planeadas ou implantes, reformatando os dados de imagem para criar imagens tomográficas tangenciais e transversais do local do implante. Com a atual geração de tomógrafos, as imagens reformatadas caracterizam-se por uma espessura de secção de 1 pixel (0,25 mm) e uma resolução no plano de 1 pixel ao longo da distância de varrimento (0,5 a 1,5 mm), resultando numa resolução geométrica equivalente à das imagens planas.[3]
As vantagens da tomografia computorizada no planeamento da implantação devem ser ponderadas em relação aos custos e à exposição à radiação que surgem quando se realizam tomografias computorizadas.

No maxilar, as películas normais não fornecem dados sobre a largura e a densidade óssea. Na pré-maxila esteticamente exigente, a utilização de uma tala de TC revestida a sulfato de bário e metacrilato de metilo na área do dente do modelo permite à equipa de implantes avaliar a posição do dente proposta, a seleção do pilar e a colocação do implante antes de iniciar a terapia. A necessidade de avaliar com precisão a posição do canal alveolar inferior, o forame mental e o contorno da superfície lingual da mandíbula são as principais indicações para a utilização da TC no planeamento de implantes mandibulares.[53]

Indicações:

a) Avaliação da altura e espessura na perda óssea alveolar.
b) Avaliação da posição e do estado das estruturas que são decisivas para a colocação adequada do implante (por exemplo, canal alveolar inferior, posição do feixe neurovascular e dos forames incisivo e mental, pneumatização do seio maxilar, pavimento do seio maxilar, fossa nasal)
c) Diagnóstico e tratamento em cirurgia oral e maxilofacial.
d) Exame após a colocação de implantes e enxertos ósseos.
e) Avaliação da reabsorção óssea e da retenção radicular, bem como das lesões do esqueleto facial.

Contra-indicações:

a) Claustrofobia,
b) Doença de Parkinson,
c) Tremores e contracções
d) Deficiências que podem fazer com que o paciente não coopere.

Vantagens da TC em relação a outras técnicas:

Uma técnica radiográfica convencional, como as radiografias periapicais, oclusais e panorâmicas, é um método simples, económico e ainda muito utilizado, mas a informação fornecida pode ser insuficiente. As distorções geométricas ocorrem em cerca de 25% dos exames, uma vez que o plano paralelo à trajetória do feixe se sobrepõe às estruturas anatómicas vizinhas. Para além disso,

este método não consegue detetar diferenças de opacidade inferiores a 10% e não fornece pormenores da anatomia adjacente. A TC quantitativa (ou seja, a interpretação quantitativa de valores derivados de unidades Hounsfield com um procedimento de calibração adequado) é a modalidade de eleição para determinar a densidade mineral óssea (DMO). A TC quantitativa para medir a DMO utilizando exames simultâneos para calibração foi alargada ao maxilar.[72]

8) <u>Tomografia computorizada de feixe cónico (CBCT)</u>

Para ultrapassar algumas das desvantagens dos scanners de TC médicos convencionais, foi recentemente desenvolvido um novo tipo de TC especificamente para aplicações dentárias. Este tipo de tomografia avançada é designado por tomografia de volume de feixe cónico (CBVT). Uma vez que a TC convencional está associada a uma dose de radiação muito elevada, esta técnica de imagiologia foi sempre criticada no planeamento de tratamentos com implantes. No entanto, com o advento da

Com a tecnologia de feixe cónico, foram ultrapassados os limites da tomografia computorizada médica.[73] (Fig. 13)

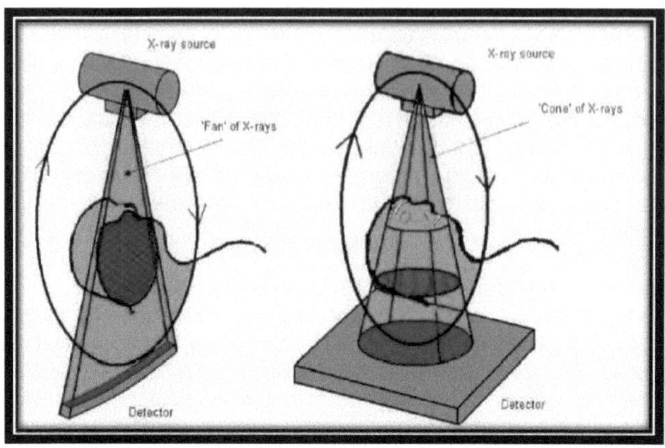

A figura 13 mostra uma tomografia computorizada de feixe cónico

O primeiro scanner CBVT aprovado para a medicina dentária foi o NewTom QR-DVT 9000 e foi recentemente substituído pelo NewTom 3G. O tubo de raios X destes scanners roda 360 graus e capta imagens do maxilar superior e inferior em 36 segundos, demorando apenas 5,6 segundos para a exposição. O posicionamento do doente é semelhante ao dos exames médicos, em que o doente se deita numa maca e a cabeça é posicionada numa gantry aberta. Uma película de reconhecimento permite um posicionamento correto e calibra a dose de radiação. As imagens adquiridas são armazenadas num chip de carga acoplada com uma matriz de 752 p 582 píxeis73 e depois convertidas em cortes axiais, sagitais e coronais que permitem a reformatação para visualizar imagens de raios X convencionais e imagens tridimensionais de tecidos moles ou ossos.[3]

Os custos mais baixos, a menor exposição à radiação e a viabilidade na prática fazem da CBCT o modelo ideal para a radiologia oral e maxilofacial em comparação com a TC convencional. A resolução teórica da CBCT é superior à da TC. O tamanho do voxel, um indicador da resolução, pode ser tão pequeno como 0,1 mm com a TCFC, em comparação com 0,5 mm com a TC moderna.[72]

9) Tomografia computorizada interactiva

Um dos avanços mais importantes da TC é a ICT interactiva, que elimina muitas das limitações da TC. A ICT é uma técnica que foi desenvolvida para colmatar a lacuna na transferência de informação entre o radiologista e o médico. Esta tecnologia permite ao radiologista transmitir o exame imagiológico como um ficheiro informático ao médico, e este pode visualizar e interagir com o exame imagiológico no seu PC. O computador do dentista torna-se uma estação de trabalho de diagnóstico radiológico com ferramentas para medir o comprimento e a largura do alvéolo, medir a qualidade do osso e alterar a janela e a escala de cinzentos do estudo para melhorar a perceção das estruturas críticas. As imagens axiais, transversais, panorâmicas e tridimensionais são apresentadas e referenciadas, permitindo ao dentista reconhecer a mesma posição ou região dentro da anatomia do paciente em cada imagem. As áreas da anatomia do doente podem ser selecionadas para visualização normal, com ampliação ou com uma gama de representações em escala de cinzentos, facilitando a avaliação da anatomia, estruturas ou doenças.[3]

Uma caraterística importante das TIC é que o dentista e o radiologista podem efetuar cirurgia eletrónica (ES) selecionando e colocando cilindros de qualquer tamanho que simulem implantes em forma de raiz nas imagens. Com um modelo de diagnóstico adequadamente concebido, a ES pode ser realizada para desenvolver eletronicamente o plano de tratamento do doente em três dimensões. Os implantes electrónicos podem ser colocados em qualquer posição e em qualquer orientação entre si, em relação ao alvéolo, a estruturas críticas e à futura oclusão e estética. A eletrocirurgia e as TIC permitem o desenvolvimento de um plano de tratamento tridimensional que está integrado na anatomia do paciente e pode ser visualizado pelos membros da equipa de implantes e pelo paciente para aprovação ou modificação antes da cirurgia. As TIC permitem a determinação da qualidade do osso na proximidade de potenciais locais de implante. Ao determinar com precisão o número e o tamanho dos implantes, bem como a densidade óssea nos locais de implante planeados, o dentista pode determinar com precisão as caraterísticas dos implantes antes da cirurgia.[3]

10) Ressonância magnética (MRI)

A ressonância magnética foi introduzida pela primeira vez por Lauterbur. Os campos magnéticos e as altas frequências, que são utilizados pelos detectores electromagnéticos para fornecer imagens electrónicas dos protões do corpo, são processados por um computador, que os gera como imagens digitais.[74]

Trata-se de uma tecnologia relativamente nova que permite aos médicos examinar e diagnosticar muitas partes diferentes do corpo. A RMN pode ser utilizada para avaliar o osso alveolar presente, particularmente em implantes dentários. É um método de digitalização útil que pode ser utilizado na área da articulação temporomandibular ou em áreas onde os programas de software de TAC não estão disponíveis, ou em pacientes que não querem ou não podem ser expostos a mais radiação.[2]

A RMN permite uma flexibilidade total no posicionamento e na angulação das secções de imagem e pode obter imagens de vários cortes em simultâneo. As imagens de RM digital caracterizam-se por voxels com uma resolução no plano em píxeis (512 p 512) e milímetros e uma espessura de corte em milímetros (2 a 3 mm) para imagens de alta resolução. As sequências de imagens utilizadas para obter imagens de ressonância magnética podem ser variadas para obter uma visão gorda, aquosa ou equilibrada da anatomia do doente. As imagens produzidas pela ressonância magnética são o resultado de sinais gerados por protões de hidrogénio na água ou na gordura
de modo a que o osso cortical apareça negro (radiolucente) ou sem sinal.[3]

Pode ser utilizada como técnica de imagiologia secundária quando as técnicas de imagiologia primárias, como a tomografia complexa e a TAC, não são satisfatórias. A intensidade do campo magnético utilizado na RM (até 3,0 Tesla) não é suscetível de causar danos nos tecidos. Pensa-se que uma intensidade de campo magnético muito superior poderia levar a um aquecimento significativo do tecido, mas este potencial problema de aquecimento foi ultrapassado através da utilização de uma sequência avançada de excitação de imagens.[74]

Nos primórdios da ressonância magnética (RM), a presença de implantes metálicos num doente era considerada uma contraindicação geral para este tipo de procedimento imagiológico, pelo que este critério geral de exclusão constitui um grande obstáculo em muitas situações clínicas. No entanto, a utilização da RMN na prática clínica está a tornar-se cada vez mais comum. A experiência tem demonstrado que a presença de muitos implantes metálicos não interfere significativamente com o campo magnético aplicado.[75] **Vantagens** - Sem radiação

• As estruturas vitais são fáceis de reconhecer (canal alveolar inferior, seio maxilar) **Desvantagens**

• Custos elevados
• Tecnicamente sensível
• Sem software de reformatação
• Disponibilidade.[3]

Avaliação do stock ósseo

Uma estrutura óssea saudável do rebordo alveolar mantém a aparência estética do tecido mole à volta do dente natural e fornece a estrutura para os contornos do tecido mole peri-implantar. A deficiência óssea alveolar devido à reabsorção óssea após a extração pode levar a problemas funcionais e estéticos que requerem procedimentos de aumento para restaurar a dimensão original em falta.[2]

Uma estrutura óssea optimizada permite um posicionamento ótimo do implante e uma restauração final suportada por implantes bem sucedida, mas muitas vezes não é realizada num volume ósseo ótimo devido a muitos factores, incluindo reabsorção óssea pós-extração e trauma.[2]

A correção das deficiências ósseas não só permite a colocação ideal do implante, como também cria perfis de tecidos moles mais naturais que afectam a anatomia da coroa e a erupção do dente, complementando assim a estética geral. Por conseguinte, as terapêuticas de aumento ósseo podem ser um pré-requisito para uma implantologia bem sucedida.[61] (Fig. 14 e Fig. 15)

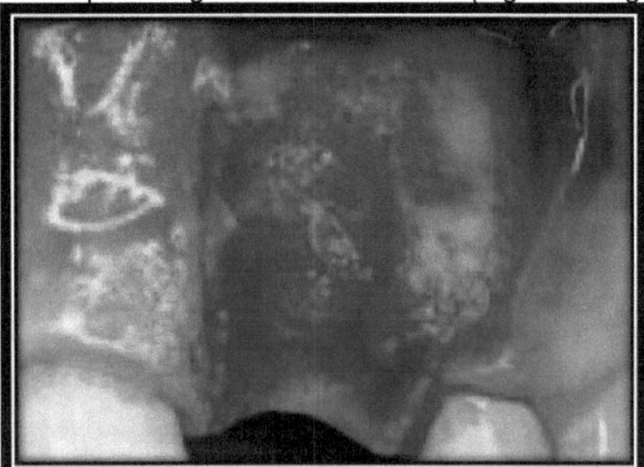

A Fig. 14 mostra um defeito ósseo vertical

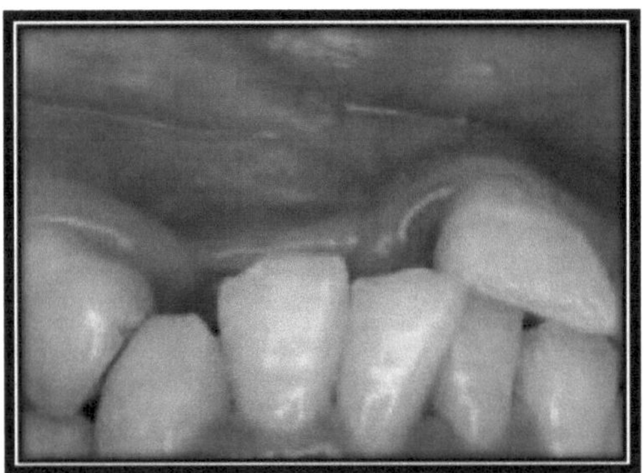

A Fig. 15 mostra um defeito ósseo horizontal

A ancoragem óssea de um futuro local de implante é a estrutura de suporte mais importante que mantém o implante funcional e viável a longo prazo, razão pela qual um volume ósseo saudável e suficiente é de grande importância para a terapia com implantes. Por conseguinte, a atenção deve centrar-se na colocação de um implante numa base óssea ideal, caso se pretenda obter um resultado estético e funcional previsível e bem sucedido.[2]

Infelizmente, o comportamento do osso alveolar após a extração dentária complica a colocação rotineira de implantes devido à redução do volume ósseo e à aproximação aos pontos de referência anatómicos, o que pode limitar a colocação ideal do implante. Foi referido que o osso alveolar perde quase 30% do seu tamanho no espaço de dois anos após a extração do dente.[76]

Os padrões de reabsorção óssea também variam consoante a localização. A maxila reabsorve superiormente e medialmente, enquanto a mandíbula reabsorve inferiormente e lateralmente. As inserções nestes maxilares reabsorvidos são mais palatinas na maxila e mais laterais na mandíbula do que a posição original dos dentes naturais, o que tem um efeito negativo no prognóstico geral.[2]

Misch classificou o volume de osso alveolar disponível em quatro áreas diferentes:

Departamento A

1. As áreas edêntulas têm largura óssea suficiente (>6 mm), altura (>12 mm) e comprimento (>7 mm) para implantes endósseos.

2. A direção de carga situa-se a 30 graus do eixo do corpo do implante.

3. Altura da coroa <15 mm.

4. Os implantes em forma de raiz e as próteses independentes são frequentemente indicados.

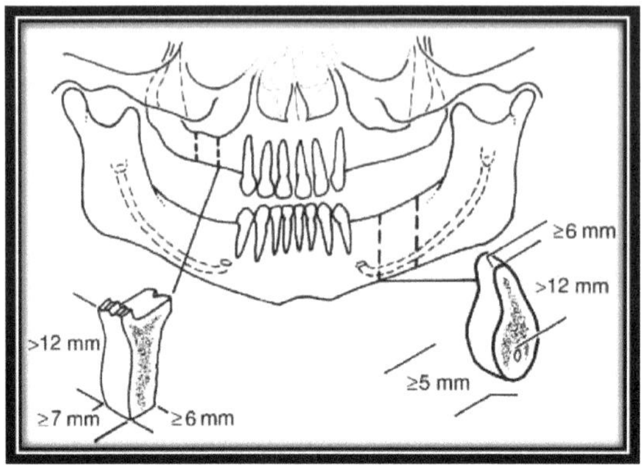

Divisão B

1. As áreas edêntulas têm uma largura óssea disponível moderada (2,5 a 6 mm) e, pelo menos, altura óssea suficiente (>12 mm) e comprimento (>6 mm).
2. A direção de carga situa-se a 30 graus do eixo do corpo do implante.
3. Altura da coroa <15 mm.
4. As opções cirúrgicas incluem osteoplastia, implantes de pequeno diâmetro e/ou aumento.

Divisão C

(1) Em zonas edêntulas, o fornecimento de osso para um implante endósseo (ou implantes) com um resultado previsível é insuficiente porque a largura do osso (C-w), o comprimento, a altura (C-h) ou os ângulos de carga são demasiado pequenos.

2. altura da coroa >15 mm.

As opções cirúrgicas para C-w incluem osteoplastia ou aumento; para C-h, as opções incluem implantes subperiosteais ou de disco ou aumento.

Os moldes radiculares podem ser considerados com aumento e/ou reposicionamento do nervo

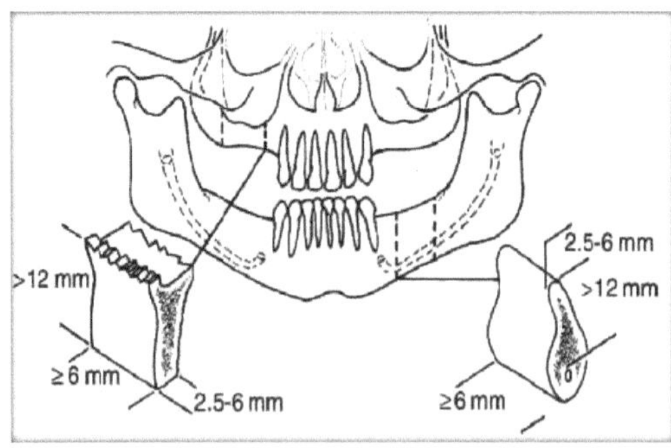

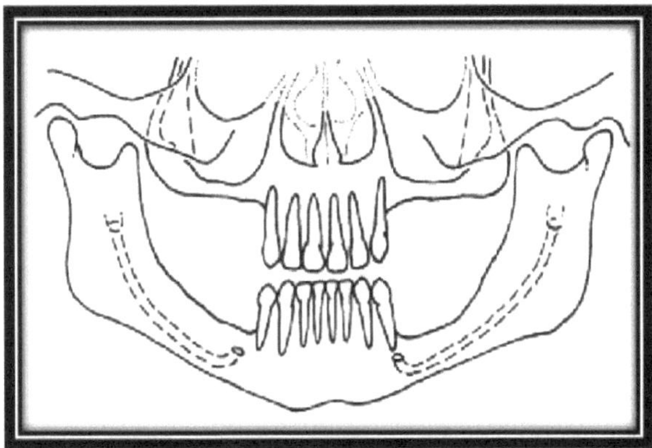

Divisão D

1. As áreas edêntulas têm cristas fortemente reabsorvidas que englobam parte do osso de suporte basal ou cortical.
2. Altura da copa >20 mm.
3. As opções cirúrgicas requerem normalmente um aumento antes de os implantes poderem ser colocados.

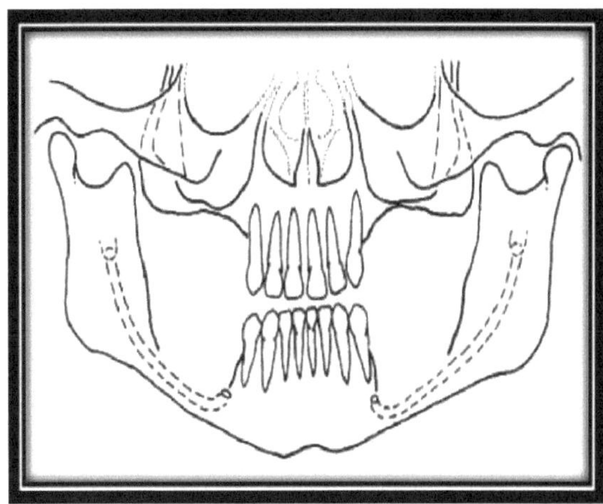

Lekholm e Zarb (1985) classificaram a forma da mandíbula residual em cinco categorias ou tipos, variando de A a E, com quantidades decrescentes de osso remanescente.

Rebordos alveolares residuais de tipo A - existe pouca reabsorção do rebordo alveolar residual, o espaço intermaxilar é mínimo e o fabrico da prótese pode ser prejudicado em conformidade.

Cristas residuais de tipo B e C - reabsorção moderada a avançada e, geralmente, ideal para a colocação de attachments osseointegrados e fabrico da prótese.

Cristas residuais de tipo D e E - apresentam reabsorção avançada e podem necessitar de enxertos ósseos onlay antes ou em conjunto com a colocação de elementos de cimentação, especialmente no maxilar.[2]

Buser e outros desenvolveram um sistema de classificação para pacientes com implantes (SAC). No sistema de classificação SAC, o **"S"** significa simples, o **"A"** significa avançado e o **"C"** significa procedimentos de tratamento complexos. O sistema enfatiza as diferentes condições clínicas que ocorrem frequentemente na região anterior do maxilar e a necessidade frequente de procedimentos de aumento ósseo. A classificação determina o protocolo de tratamento de acordo com a condição clínica, quer para locais sem defeitos ósseos, quer para locais com defeitos ósseos.[9]

Os métodos de correção podem ser realizados em conjunto com a colocação de implantes ou antes da colocação de implantes para corrigir defeitos ósseos verticais em conjunto com a colocação de implantes. As lascas de osso autógeno podem corrigir o defeito se este tiver menos de 2 mm de profundidade. Se o defeito for superior a 2 mm, pode ser utilizado previsivelmente um enxerto de faceta ou um chamado enxerto onlay. O enxerto ósseo autógeno é considerado o padrão de ouro para todos os procedimentos reconstrutivos, uma vez que fornece proteínas, tais como substratos promotores de osso, minerais e células ósseas vitais para o local recetor, o que melhora o sucesso global do procedimento de enxerto e conduz a elevadas taxas de sucesso. A otimização da topografia óssea remanescente é considerada um fator importante para o sucesso a longo prazo das restaurações suportadas por implantes, tanto a nível funcional como estético. Atualmente, os profissionais têm à sua disposição uma vasta gama de materiais de enxerto que podem ser utilizados para várias aplicações clínicas. A utilização destes materiais expandiu consideravelmente a gama de aplicações e as expectativas da cirurgia de implantes. A investigação e a experiência clínica demonstraram que determinados materiais são mais adequados para determinadas aplicações do que outros e que alguns são muito mais fáceis de manusear do que outros. Tendo isto em conta, o médico deve dar prioridade a um planeamento pré-operatório minucioso e considerar os procedimentos menos invasivos para obter os resultados mais previsíveis.[2]

Considerações anatómicas

Antes de iniciar a cirurgia de implantes, devem ser compreendidos os pontos de referência anatómicos associados ao local da cirurgia. O conhecimento completo dos pontos de referência anatómicos pode proteger o doente de complicações pós-operatórias devido a lesões nas estruturas anatómicas. As estruturas anatómicas associadas ao maxilar incluem artérias, plexos venosos, nervos, inserções musculares e espaços aéreos.[2]

MANDIBEL

Entre as estruturas anatómicas da mandíbula que devem ser bem reconhecidas encontram-se alguns músculos importantes, como o músculo milo-hióideo, que forma o pavimento da boca. Tem origem na face medial da mandíbula e liga-se principalmente ao osso hioide. O músculo genioglosso tem origem nas tuberosidades geniais da mandíbula e liga-se anteriormente ao dorso da língua e posteriormente ao osso hioide. O músculo bucinador, que, juntamente com a almofada de gordura bucal, forma os lados do corpo bucal, tem origem no osso alveolar da mandíbula e da maxila e funde-se posteriormente com as fibras do músculo orbicular da boca. Os músculos pterigóideo lateral e medial, masseter e temporal também desempenham um papel importante na mastigação e nos mecanismos de abertura e fecho da boca. [77]

Os nervos mais importantes de interesse para o clínico que efectua a terapia com implantes na mandíbula são:

> O nervo alveolar inferior (nervo alveolar inferior) é o maior ramo do nervo mandibular. Juntamente com a artéria alveolar inferior, corre primeiro abaixo do ligamento pterigoide externo e depois entre o ligamento esfenomandibular e o ramo mandibular até ao forame mandibular. Em seguida, percorre o canal mandibular sob os dentes até ao forame mental e divide-se em nervo mental e nervo incisivo.[2]

> O nervo lingual (nervo lingualis) é um ramo do nervo mandibular na fossa infratemporal que supre a membrana mucosa dos dois terços anteriores da língua. Situa-se abaixo do nervo pterigóideo externo, medial e anterior ao nervo alveolar inferior e está ocasionalmente ligado a este por um ramo que pode atravessar a artéria maxilar interna, que pode ser facilmente lesada quando se trabalha perto do segundo e terceiro molares inferiores. Corre para baixo e para a frente entre o ramo mandibular e o músculo pterigoide medial. Entra na cavidade oral acima da borda posterior do músculo milo-hióideo, perto da sua origem na área do terceiro molar.[78]

> O nervo masséter (N. massetericus) corre lateralmente, acima do pterigoide externo, em frente à articulação temporomandibular e atrás do tendão do músculo temporal. Atravessa a incisura mandibular com a artéria massetérica até à superfície profunda do músculo massetérico, na qual se ramifica quase até ao seu bordo anterior. Forma um cordão para a articulação temporomandibular.[2]

> O nervo bucinador (nervo bucinador, nervo bucal longo) corre para a frente entre as duas cabeças do nervo pterigóideo externo e para baixo sob ou através da parte inferior do nervo temporal. Surge sob o bordo anterior do músculo masseter, ramifica-se na superfície do nervo bucinador e junta-se aos ramos vestibulares do nervo facial. [79]Fornece um ramo ao músculo pterigóideo externo ao passar por este músculo e pode drenar o nervo temporal profundo anterior.

> O nervo milo-hióideo (N. mylohyoideus) origina-se do nervo alveolar inferior imediatamente antes de entrar no forame mandibular. Origina-se num sulco na superfície profunda do ramo mandibular e atinge a parte inferior do músculo milo-hióideo, fornecendo o ventre anterior do músculo digástrico.[2]

> O nervo mental (N. mentalis) origina-se no forame mental e divide-se em três ramos abaixo do músculo triangular: um vai para a pele do queixo e dois para a pele e a mucosa do lábio inferior. Estes ramos comunicam livremente com o nervo facial.[80]

MAXILLA

A maxila tem ligações musculares estreitas com o músculo bucinador e o músculo elevador do ângulo do olho (canino). A estrutura anatómica mais importante da maxila para a implantologia dentária é provavelmente o seio maxilar. [2]

O seio maxilar está localizado no corpo do osso maxilar e é o maior dos seios paranasais. Tem a forma de uma pirâmide deitada de lado e a sua estrutura anatómica é delimitada pela parede lateral da cavidade nasal, o pavimento orbital, o processo alveolar da maxila e o processo zigomático da maxila.[81]

A base da pirâmide é a parede nasal, com a ponta a apontar para o processo zigomático. O forame infraorbitário está localizado na parte média da parede anterior, com o nervo infraorbitário a correr sobre o teto do seio maxilar e a sair através do forame. A parte mais fina da parede anterior está localizada diretamente acima do dente canino - a fossa canina. O teto é formado pelo pavimento orbital e é intersectado pelo trajeto do nervo infra-orbital. Atrás da parede posterior encontram-se a fossa pterigomaxilar, a artéria maxilar interna, o gânglio esfenopalatino, o canal vidiano, o nervo palatino maior e o forame redondo. Desde o nascimento até aos nove anos de idade, o pavimento do seio maxilar situa-se acima do pavimento da cavidade nasal. Aos nove anos de idade, o pavimento encontra-se geralmente ao mesmo nível que o pavimento da cavidade nasal. O nervo palatino maior e os ramos do nervo infra-orbital são responsáveis pela inervação do seio maxilar. O suprimento arterial para o seio maxilar é fornecido pela artéria infra-orbital, pelos ramos laterais da artéria esfenopalatina, pela artéria palatina maior e pela artéria alveolar.[2]

Após a extração dentária, ocorre a reabsorção do processo alveolar, uma vez que falta o estímulo necessário para manter a qualidade e quantidade óssea. Na maxila posterior, o processo alveolar é reabsorvido e a capacidade osteoclástica do periósteo adjacente à membrana sinusal é activada. O resultado deste processo é a pneumatização do seio maxilar. Nestes casos, a distância entre o rebordo alveolar e o pavimento do seio maxilar é bastante reduzida, o que limita a colocação de um implante ósseo devido ao risco de migração acidental para o seio maxilar.[81]

Avaliação dos tecidos moles antes da implantação

Para conseguir um aspeto saudável e estético da gengiva à volta das restaurações suportadas por implantes, é necessária uma avaliação cuidadosa de quaisquer defeitos gengivais ou periodontais e, em seguida, qualquer defeito existente pode ser restaurado.

Existem muitos exemplos de defeitos ou discrepâncias gengivais e periodontais antes da terapia com implantes, incluindo a perda do nível de fixação, a perda de mucosa queratinizada, contornos gengivais adjacentes assimétricos ou desequilibrados, redução local do volume dos tecidos, ausência ou atenuação das papilas interproximais e todos os tipos conhecidos de recessão gengival.[2]

A estética da região anterior depende fortemente da presença de **margens gengivais queratinizadas** saudáveis. Este facto aplica-se tanto à dentição natural como às restaurações suportadas por implantes. Também facilita a preservação a longo prazo das restaurações suportadas por implantes. Este facto deve ser determinado durante o exame clínico na fase pré-operatória. A forma e a cor da gengiva também devem ser avaliadas durante a fase pré-operatória. [82]

É importante reconhecer **a hiperpigmentação gengival**, uma vez que pode ter um efeito prejudicial no resultado global do tratamento. A pigmentação oral é, na maioria dos casos, de natureza fisiológica; no entanto, também pode ocorrer pigmentação não fisiológica. A pigmentação fisiológica resulta principalmente da melanina produzida pelos melanócitos no stratum basale do epitélio oral e é normalmente mais generalizada do que as suas contrapartes não fisiológicas. A etiologia destas pigmentações pode ser hereditária, relacionada com a gravidez ou induzida por medicamentos. A pigmentação não fisiológica pode ser patológica ou não patológica. Exemplos de lesões pigmentadas patológicas localizadas incluem hemangiomas, sarcomas de Kaposi e melanomas. As lesões pigmentadas patológicas também podem ser generalizadas se estiverem associadas a doenças sistémicas como a doença de Addison, a síndrome de Peutz-Jeghers, a neurofibromatose ou a ingestão de metais pesados. A pigmentação localizada e não fisiológica deve-se normalmente a material implantado na mucosa oral que leva a uma descoloração clinicamente visível. Os pigmentos exógenos podem incluir carbono, pó de ferro, prata metálica (tatuagens de amálgama) ou grafite.[83]

A presença de tecido gengival pigmentado requer um tratamento cuidadoso para evitar a formação de tecido cicatricial, o que afectaria negativamente o resultado estético, especialmente em pacientes com uma linha de sorriso alta. A continuidade da banda queratinizada deve ser mantida através de técnicas terapêuticas menos invasivas, como os procedimentos cirúrgicos sem retalhos.[2] (Fig. 16)

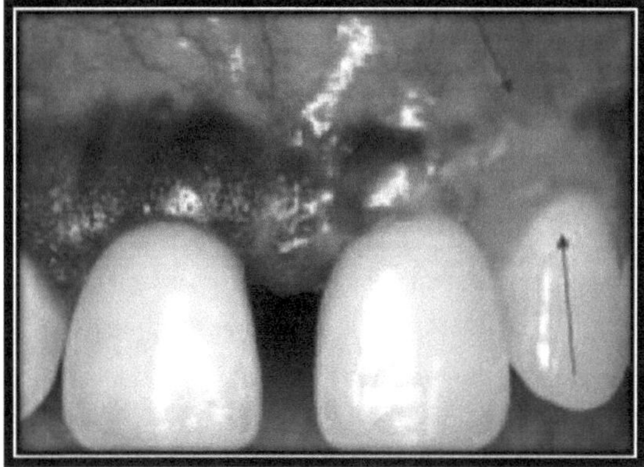

A Fig. 16 mostra tecido cicatricial que leva à descontinuidade .

A largura original da **gengiva aderida** na região anterior do maxilar pode variar muito, de cerca de 2 mm a 8 mm. A dimensão labiolingual do tecido gengival é de aproximadamente 1,5 mm na base do sulco gengival.[84] Alguns autores afirmaram que é necessária uma largura mínima de 2 mm de tecido queratinizado para obter uma saúde óptima dos tecidos em redor da dentição natural, enquanto outros sugeriram que menos de 1 mm de tecido queratinizado pode ser suficiente, desde que a placa bacteriana esteja bem controlada.[2]
A presença de uma faixa suficiente de mucosa queratinizada irá certamente melhorar o resultado estético da restauração final suportada por implantes. A presença da mucosa queratinizada
A banda pode também minimizar a recessão gengival pós-operatória, suportar o trauma da escovagem dos dentes, resistir à tração muscular e reduzir a probabilidade de deiscência dos tecidos moles sobre os encaixes dos implantes. Como o tecido mole tende a retrair-se quase 1 mm após procedimentos cirúrgicos e de restauração de implantes, deve estar presente uma quantidade suficiente de tecido gengival queratinizado saudável antes da colocação do implante para compensar. Por conseguinte, otimizar a qualidade e a quantidade de tecido mole antes de iniciar a terapia com implantes é um pré-requisito importante. [85]
A cirurgia gengival vestibular deve, por vezes, ser escolhida em casos de um vestíbulo estreito; a vestibuloplastia é provavelmente a melhor opção de tratamento para tais condições. Deve ter-se o cuidado de assegurar que o tecido não é deslocado da sua posição original pela ação dos músculos associados. Recentemente, os enxertos de tecido conjuntivo tornaram-se muito populares na implantologia dentária. Proporcionam uma melhoria adequada do volume e do perfil dos tecidos moles deficientes.
Os procedimentos de reposicionamento apical e coronal, efectuados isoladamente ou em combinação com outras intervenções, oferecem uma elevada previsibilidade clínica quando a largura biológica é mantida dentro dos seus limites normais conhecidos.[2]
Existe uma relação estreita entre a doença periodontal e a medicina dentária com implantes. O desenvolvimento ou a presença de doença periodontal pode afetar a capacidade do dentista para criar uma terapia de implantes bem sucedida a longo prazo. Isto é particularmente crítico na região anterior do maxilar, onde o tecido mole é complexo e a sua relação com a restauração do implante e os dentes adjacentes determina frequentemente o sucesso do implante. Isto também tem uma grande influência no planeamento do tratamento. As doenças periodontais existentes devem ser bem examinadas, diagnosticadas e tratadas antes da terapia com implantes.[2]
Existe uma associação estreita entre um paciente com doença periodontal e o insucesso dos implantes dentários, tal como evidenciado pela constatação de que um aumento da flora anaeróbia Gram-negativa com um elevado teor de espiroquetas está associado ao insucesso dos implantes.[86] **Biocaracterização de tecidos moles**
A morfologia natural do periodonto saudável é caracterizada por uma subida e descida da gengiva marginal, que segue o contorno do rebordo alveolar

subjacente, tanto facial como proximalmente. Existem dois padrões periodontais distintos na cavidade oral: o biótipo ondulado fino e o biótipo plano espesso. O biótipo espesso e plano é o mais comum e representa quase 85% da população; o biótipo fino e ondulado representa 15% da população. Cada biótipo tem caraterísticas morfológicas específicas. O biótipo gengival deve ser avaliado, uma vez que esta avaliação ajuda a determinar o risco de recessão pós-operatória.[2]

O _BIOTIPO ESPESSO PLANO_ é caracterizado por uma quantidade suficiente de músculos mastigatórios. É denso e fibroso, com uma diferença mínima de altura entre os pontos mais altos e mais baixos nos lados proximal e facial da gengiva marginal; por isso é referido como plano. Este tipo de periodonto é caracterizado por dentes maiores, normalmente de forma quadrada. Esta forma volumosa do dente resulta numa superfície de contacto mais larga e apical, numa convexidade cervical mais pronunciada e num espaço dentário completamente preenchido pela papila interdentária. As dimensões da raiz são mais largas mesiodistalmente e quase correspondem à largura da coroa na cervical, o que leva a uma redução do suprimento ósseo interproximal. A resposta típica deste biótipo de tecido a traumas, tais como preparação do dente, moldagem, abcesso endodôntico, dente fracturado ou tratamento endodôntico falhado, é a inflamação e a migração apical do epitélio juncional com a consequente formação de bolsas. É ideal para a colocação de implantes dentários e a sua restauração com elevada previsibilidade estética. Neste caso, a gengiva e o esqueleto ósseo correm normalmente paralelos à junção cemento-esmalte (JCE). A ondulação mínima da JCE entre dentes vizinhos, que segue previsivelmente o contorno natural do rebordo alveolar, torna o tecido gengival mais estável.

Consequentemente, é menos provável que ocorra retração dos tecidos moles no pós-operatório com este tipo de periodonto.[2] (Fig. 17)

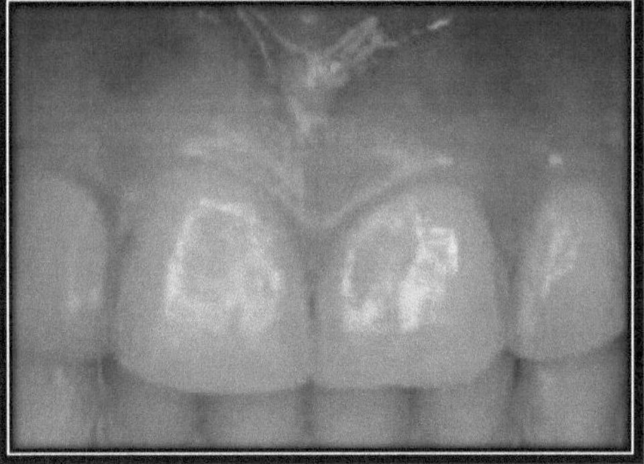

A Fig. 17 mostra o quadro clínico de um biótipo de tecido espesso e plano.

O *biótipo gengival* _fino e fortemente incrustado_ é muito menos resistente ao trauma causado por procedimentos cirúrgicos ou restauradores e é, por conseguinte, mais propenso à recessão.[42] É constituído por uma gengiva fina e friável, com uma faixa estreita de músculos mastigatórios aderentes e um osso facial fino que normalmente apresenta deiscência e fenestração. A forma da coroa dentária é geralmente triangular ou finamente cilíndrica, e as superfícies de contacto são mais pequenas e estão numa posição mais incisal. A convexidade cervical é menos pronunciada do que a do biótipo espesso. [2]A papila interdental é fina e longa, mas não preenche completamente o espaço dentário, resultando numa aparência ondulada (Fig. 18)

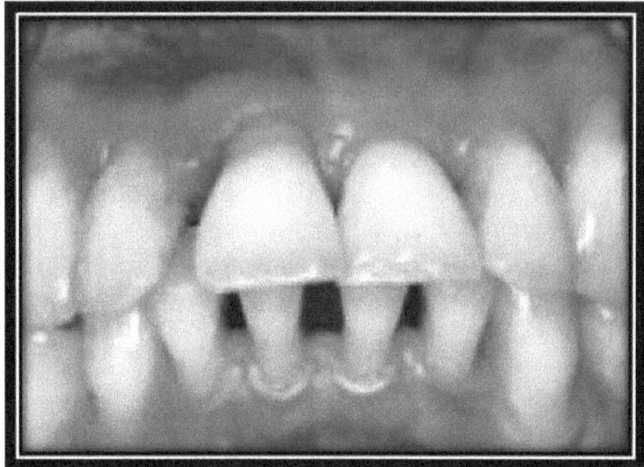

A Fig. 18 mostra o quadro clínico com um biótipo de tecido fino e escamoso

A colocação de implantes dentários na zona estética torna-se uma tarefa crítica com este biótipo de tecido em particular, uma vez que é difícil obter contornos simétricos dos tecidos moles, provavelmente devido à proximidade do implante ao periodonto natural adjacente e à quantidade reduzida de músculos mastigatórios.[87]

[88]A recessão e a reabsorção óssea resultantes deixam um perfil plano entre as raízes, com exposição marginal da restauração e subsequente perda parcial da papila interproximal (Fig. 19).

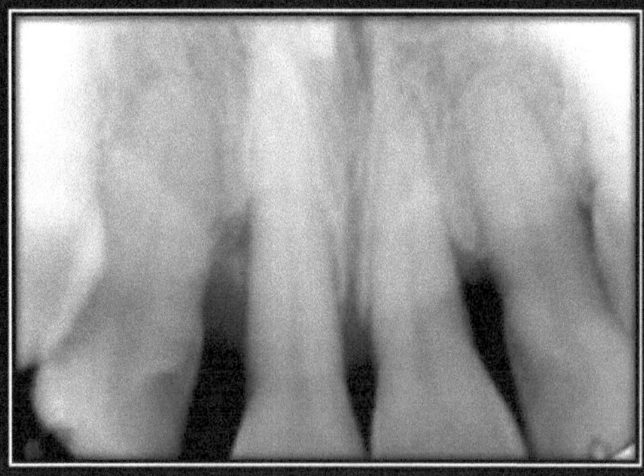

A Fig. 19 mostra uma radiografia periapical com um biótipo de tecido escamado fino

Uma vez que os pacientes com uma espessura gengival mínima correm um maior risco de insucesso estético, por vezes pode ser aconselhável recomendar o aumento dos tecidos moles ou uma restauração protética convencional em vez da colocação de implantes. No mínimo, estes pacientes devem ser informados sobre a possibilidade de recessão pós-operatória e as suas consequências estéticas. A estabilidade a longo prazo do tecido mole estético à volta de uma restauração de implante depende em grande parte da presença de volume suficiente de tecido mole na direção vertical e vestibulolingual.[89]

No entanto, uma mistura de tipos de tecido espesso e fino pode ser observada no mesmo paciente. As áreas de placa labial fina estão frequentemente associadas aos caninos, às raízes mesiais dos primeiros molares superiores e aos incisivos inferiores. Essas áreas também tendem a ter gengiva fina. Nestes casos, podem ser designadas por gengiva espessa, fina ou mista espessa-fina.

O tratamento dos tecidos moles antes da colocação de implantes aumenta a previsibilidade de um resultado satisfatório do tratamento. Estes procedimentos são essenciais em regiões estéticas críticas, mas infelizmente requerem procedimentos cirúrgicos adicionais e custos mais elevados para o paciente. [1]

É frequentemente necessário um wax-up de diagnóstico, especialmente quando se colocam implantes múltiplos. O wax-up dá uma antevisão da futura restauração e das possíveis dificuldades e pode ser utilizado para educar o doente durante o processo de consentimento informado. Pode ser feito um modelo duplicado a partir de uma impressão do wax-up e utilizado para criar um modelo cirúrgico para guiar o cirurgião durante a colocação do implante. O plano de tratamento completo deve ser desenvolvido com o contributo de toda a equipa de implantes. Uma vez desenvolvido um plano de tratamento adequado, este é apresentado ao doente e discutido em pormenor, tendo em conta os riscos, os benefícios e as terapêuticas alternativas. É obtido um consentimento informado e as expectativas do doente são redefinidas. Só depois desta discussão é que a operação pode ser efectuada.[90]

Produção de gabaritos de perfuração

A utilização de uma guia cirúrgica fabricada com precisão garante uma restauração estética previsível suportada por implantes. A guia é também outro fator crucial para a colocação ideal do implante 3D, uma vez que a colocação precisa do implante complementa a estética e a função, a fonética clara do paciente e uma higiene oral mais fácil. Por conseguinte, a transferência de informações sobre a posição e angulação predeterminadas da estrutura do implante do modelo de estudo para o local da cirurgia é obrigatória para permitir um protocolo de colocação de implantes orientado para a prótese. Uma guia cirúrgica fabricada com precisão desempenha um papel ativo na execução do plano de tratamento na primeira fase do procedimento cirúrgico; ajuda a manter um espaço biológico natural e saudável entre os implante e as raízes vizinhas. Também ajuda a manter a distância recomendada entre as fixações dos implantes.[2]

A conceção do futuro modelo depende dos seguintes factores:

a. Posição futura do implante,
b. Número de implantes a utilizar,
c. Oclusão existente,

d. Quantidade de ossos disponíveis,
e. Estado dos tecidos moles,
f. Tipo de componentes protéticos de implantes,
g. Tipo de futura prótese definitiva[91]

As guias cirúrgicas devem ser fáceis de colocar e retirar, rígidas e estáveis, permitir um acesso cirúrgico fácil e não devem interferir com a refletividade dos tecidos e a visibilidade dos indicadores de profundidade ou com o arrefecimento das brocas cirúrgicas. Não devem ser ásperas nem ter arestas vivas e devem ser fabricadas com precisão para garantir a duplicação da posição predefinida do implante.[9] O modelo tem de ser concebido de modo a que os acessórios sejam colocados nas posições propostas para os dentes e não nas posições propostas para a indentação. Se não o fizer, pode obter um resultado estética e foneticamente inaceitável. A prótese deve ser fabricada de forma semelhante a uma prótese parcial fixa.[2]

A férula cirúrgica mais simples é feita a partir de um duplicado em plástico transparente do wax-up de diagnóstico. Tem ranhuras de guia ou recortes na localização das potenciais posições dos implantes. Estes são normalmente efectuados de acordo com a posição original da dentição em falta. A quantidade exacta de tecido duro e mole que tem de ser regenerado para obter um contorno biológico saudável é determinada automaticamente após a construção do modelo.[92] (Fig. 20)

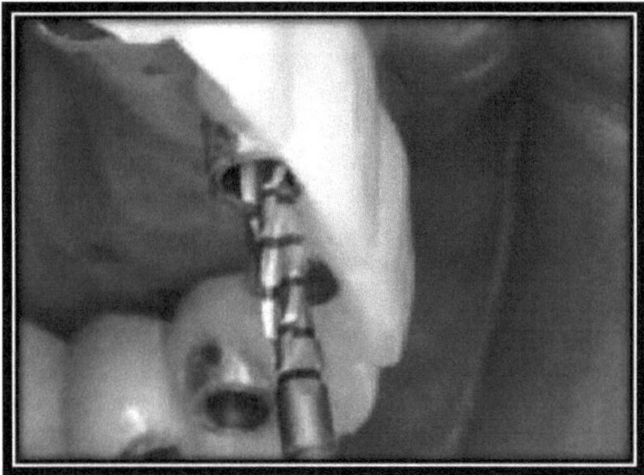

A Fig. 20 mostra a estrutura de um gabarito de perfuração in situ

O modelo é colocado no modelo de trabalho e são preparados orifícios de perfuração com um diâmetro de 3 mm através da cíngula dos dentes anteriores e/ou no centro das superfícies oclusais dos dentes posteriores. Estes orifícios-guia são utilizados para guiar a broca piloto no osso. Pode ser preparado um gabarito alternativo no maxilar oposto para indicar a posição do gabarito quando a mandíbula está fechada na dimensão vertical correta. Pode ser fabricado numa mandíbula oposta edêntula ou desdentada e deve incluir um batente vertical na dimensão vertical correta. O batente vertical deve estar localizado numa área em

que o mucoperiósteo não seja levantado para a colocação da fixação.[2]
A férula cirúrgica também pode ser uma prótese parcial com marcações nos dentes de acrílico indicando a posição dos futuros implantes (com relevo palatino ou lingual).[93]
As guias cirúrgicas de réplicas de próteses transparentes e parciais carecem de um posicionamento preciso do implante porque a guia não fornece controlo para o movimento de perfuração vestibulolingual e o movimento apicocoronal.[2] A utilização de guias cirúrgicas no maxilar anterior pode ser útil para colocar corretamente o ombro do implante numa posição que permita um perfil de emergência ideal e um suporte de tecidos moles e duros peri-implantares a longo prazo.[9]
Uma caraterística importante de um guia cirúrgico para a região anterior do maxilar é a indicação da posição final apicocoronal, mesiodistal e orofacial do ombro do implante. Estas posições são melhor indicadas através de um wax-up de diagnóstico que mostre a posição final da margem gengival, a superfície facial e a forma da indentação da restauração proposta. Com base neste enceramento, é criado um modelo para colocar o implante numa posição que suporte a restauração planeada e facilite a sua restauração.[9]
Pode ser efectuada uma radiografia panorâmica com a guia cirúrgica colocada para determinar a melhor posição e angulação dos implantes em relação à prótese proposta; são incorporados na guia rolamentos de esferas radiopacos de diâmetro conhecido que aparecem na radiografia acima das potenciais posições dos implantes. Ao dividir o diâmetro real do rolamento de esferas pelo diâmetro da sua imagem na radiografia, o fator de distorção da imagem panorâmica pode ser calculado para cada posição de implante proposta.[94]
A altura real da crista residual pode então ser calculada multiplicando o fator de distorção pela distância da crista a qualquer ponto de referência anatómico. Este procedimento ajuda a selecionar um comprimento de implante preciso.[1] Após a avaliação radiográfica, os rolamentos de esferas são removidos e o modelo é perfurado e esterilizado para utilização durante a cirurgia de implantes.[94]
Mais recentemente, foram introduzidos os termos "cirurgia assistida por computador" e "guias cirúrgicos fresados por computador" para completar a vasta gama de ajudas à terapia com implantes.[95]

Modelo de perfuração fresado por computador:

Cria uma ligação entre a tomografia computorizada e a guia cirúrgica. Utiliza dados de TAC reformatados em combinação com uma simulação 3D da posição do implante para criar uma guia cirúrgica fresada por computador. A posição simulada do implante é criada com o software SIM/Plant (SIM/Plant, Columbia Scientific, Columbia, Maryland, EUA). As coordenadas 3D da posição simulada do implante são transferidas para uma máquina de fresagem computorizada de cinco eixos, que cria um gabarito com o plano SIM/Plant. Os componentes da matriz de perfuração são então instalados na matriz de perfuração fresada para controlar o processo de perfuração. A nova guia cirúrgica desempenha um papel ativo no processo de perfuração para obter resultados estéticos óptimos. Esta guia cirúrgica é melhor utilizada quando são colocados vários implantes adjacentes.[96]
Foi introduzido um modelo multifuncional que funciona da seguinte forma:
(1) um auxiliar de posicionamento de implantes radiológicos,

(2) instruções precisas para a auscultação dos ossos e
(3) um gabarito cirúrgico e um instrumento para endoscopia de retalho, bem como uma moldeira de impressão.[2]
As guias cirúrgicas actuais apresentam algumas dificuldades técnicas, tais como a dificuldade em orientar as brocas na posição e angulação corretas no rebordo alveolar, a fraca visibilidade, problemas de arrefecimento durante o procedimento de perfuração e a dificuldade em posicionar a guia de forma fiável em arcadas completamente edêntulas após a reflexão dos tecidos moles. Além disso, as guias são frequentemente utilizadas apenas para orientar a perfuração piloto, o que pode levar ao desalinhamento das brocas subsequentes.[2]

CAPÍTULO 4 AVALIAÇÃO DO ROSTO

Rosto humano

O rosto humano é uma parte única do corpo humano. É criada com uma perfeição muito fina e única; o resultado é um conjunto de elementos equilibrados e proporcionais de diferentes tamanhos. As relações proporcionais entre a anatomia dentária e as caraterísticas morfológicas do rosto merecem a atenção dos clínicos que procuram uma terapia de restauração estética perfeita. No entanto, as infinitas variações da face humana constituem frequentemente um desafio. Os derivados emocionais tornam a tarefa ainda mais complexa.

Os órgãos faciais que compõem o sorriso humano são também muito numerosos: bochechas, nariz, dorso do nariz, queixo, olhos, sobrancelhas, testa, arco zigomático, lábios e dentes são considerados os elementos variáveis que determinam a aparência do rosto. A etnia, a cor da pele e o carácter completam o quadro geral. Devido às muitas variações e elementos, a avaliação clínica global de cada sorriso é mais uma perceção pessoal do que um método passo-a-passo.[2]

Foram feitas muitas tentativas para estabelecer uma relação proporcional entre a anatomia dentária e a anatomia facial, terminando com uma relação proporcional.[97]

O complexo orofacial continua a ser um grande desafio tanto para os dentistas como para os cirurgiões estéticos. Muitos clínicos vêem o complexo facial como uma entidade separada do complexo dentário, apesar de estarem intimamente ligados. Embora muitos

Os dentistas concentram-se apenas nos principais trabalhos de reconstrução estética relacionados com os parâmetros intra-orais, enquanto os cirurgiões plásticos se concentram apenas nos parâmetros clínicos extra-orais e na estrutura facial pura; como resultado, o trabalho cosmético global é incompleto para ambas as partes. Por conseguinte, é um requisito lógico combinar as duas entidades num único plano de tratamento. Além disso, cada plano de tratamento deve alcançar o delicado equilíbrio e a harmonia da relação
entre as condições extra-orais e intra-orais.[2]

Normalmente, os pacientes que optam por uma grande reabilitação estética reconstrutiva têm certas expectativas pessoais que giram em torno da melhoria da sua aparência, particularmente do seu sorriso e da forma como podem parecer mais bonitos, mais jovens e mais saudáveis. Estes pacientes não estão muito preocupados com a qualidade ou precisão da restauração em si, mas sim com o que esta fez pela sua aparência geral.[98]

É importante ter esta mentalidade em mente ao desenvolver um plano de tratamento abrangente e bem sucedido. Para satisfazer os desejos do paciente, é necessária uma avaliação cuidadosa do rosto e do sorriso, que deve fazer parte do plano de tratamento inicial para manter o equilíbrio orofacial.[2]

A avaliação e identificação do padrão do sorriso torna-se uma preocupação importante no tratamento dos principais procedimentos de reabilitação oral. Outros elementos que contribuem para a beleza do rosto e compõem o seu carácter são o tamanho das bochechas, a continuidade da ponte do nariz, o tamanho total do nariz, a forma e o tamanho do queixo, a largura, a cor e o volume dos olhos, a altura das sobrancelhas, o tamanho da testa e a proeminência do arco zigomático. Por conseguinte, é importante conhecer os pontos de referência do rosto, reconhecer os padrões de sorriso, a extensão da A observação da maioria dessas informações na análise detalhada da composição facial do paciente torna-se valiosa para a terapia restauradora estética. A maioria destas informações deve ser recolhida durante a comunicação verbal com o paciente, de preferência quando este não está totalmente consciente do procedimento de avaliação, uma vez que, por vezes, exagera as suas reacções faciais quando lhe é pedido que as mostre.[2]

Efeitos da perda de dentes nas estruturas faciais:

- Redução da altura facial (Fig. 21),

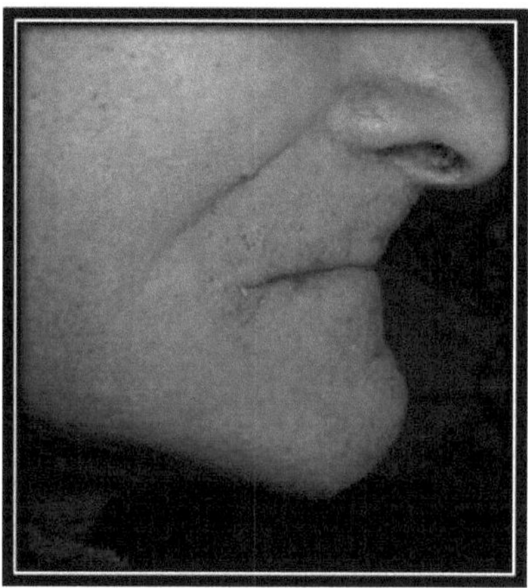

A Fig. 21 mostra a diminuição da altura facial

- Perda do ângulo labial,
- Aprofundamento das linhas verticais do rosto,
- Aspeto prognático da face,
- Redução do ângulo labial horizontal nos cantos dos lábios,
- Adelgaçamento do bordo vermelhão dos lábios,
- Perda do tónus geral dos músculos envolvidos nas expressões faciais,
- Aprofundamento do sulco nasolabial,
- Aumento da profundidade do ângulo entre a columela e o filtro[2].

Sorriso humano

O sorriso, a capacidade de uma pessoa para exprimir uma série de emoções através da estrutura e do movimento dos dentes e dos lábios, pode muitas vezes

determinar a forma como uma pessoa pode funcionar na sociedade. A importância atribuída a um sorriso bonito não é, evidentemente, nova. A busca da beleza pode ser rastreada até às primeiras civilizações; tanto os fenícios (c. 800 a.C.) como os etruscos (c. 900 a.C.) esculpiam cuidadosamente presas de animais para simular a sua forma.
e a cor dos dentes naturais. Só no século XVIII é que a medicina dentária foi reconhecida como uma disciplina independente e os seus vários ramos foram fundados. Pierre Fauchard (1678 - 1761), de França, o líder do movimento, modernizou e promoveu a medicina dentária juntamente com vários colegas e também defendeu práticas estéticas.[99]
O sorriso faz com que uma pessoa pareça cheia de vida e reflecte as virtudes do seu carácter. O sorriso pode exprimir inúmeras emoções, desde o pequeno sorriso de embaraço, passando pelo sorriso largo de felicidade e encantamento, até ao sorriso radiante com os dentes cheios de alegria. Pode durar um momento fugaz ou manter-se intenso durante bastante tempo, mas revela os sentimentos de felicidade e alegria. [2]

O sorriso humano é definido na literatura como as alterações na musculatura facial que ocorrem como resultado do estado emocional predominante para o efeito de sorriso e a forma como os lábios, os dentes e as silhuetas se misturam para criar uma harmonia que dá a um sorriso o seu próprio carácter mágico único.[100]

A avaliação clínica do sorriso do paciente a ser reconstruído deve incluir *quatro componentes principais* que se complementam, como explica Morley (1999):

1. Na estética facial, os lábios e os músculos faciais são avaliados ao falar, sorrir e rir.
2. Na estética gengival, a saúde das gengivas é avaliada no que respeita à assimetria, inflamação ou papilas apagadas.
3. Na microestética, são avaliadas a anatomia e a posição dos dentes na arcada dentária, bem como a cor e o carácter dos dentes.
4. A macroestética avalia a relação entre os dentes e as estruturas orofaciais.[2]

Músculos responsáveis pelo sorriso:

- Levator labii superioris - levanta o lábio superior.
- O músculo zigomático maior e o elevador do ângulo elevam os cantos da boca.
- O depressor anguli oris - empurra os cantos da boca para baixo.
- O Risorius - puxa os cantos da boca para um lado quando se ri.
-
- O músculo bucinador - pressiona as bochechas medialmente contra os dentes.
- O orbicularis oris - fornece a base para a estrutura dos lábios e a função para o mecanismo de abertura e fecho da boca.
- O músculo mentalis - é responsável por levantar a pele do queixo para

cima quando se ri.

- O depressor dos lábios inferiores - empurra o lábio inferior para baixo[2] (Fig. 22).

A Fig. 22 mostra os músculos faciais que controlam o sorriso

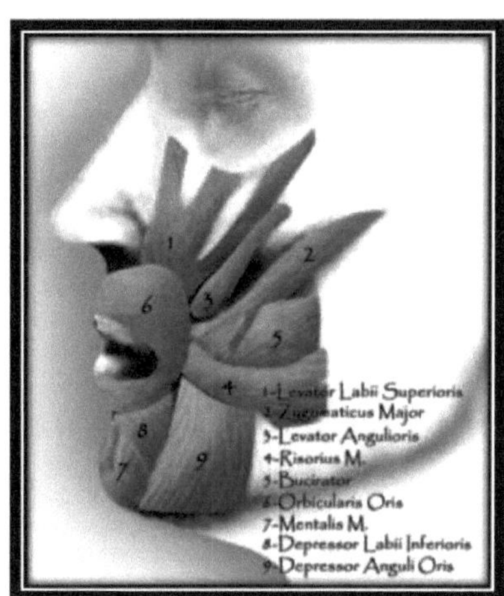

Padrão de sorriso

O número de dentes que são visíveis quando se sorri determina o tipo de sorriso. Essa afirmação se encaixa em todos os sistemas de classificação de padrões de sorriso e deve ser considerada ao avaliar o sorriso de uma pessoa. O clínico deve ser capaz de reconhecer os dentes que são mostrados em cada sorriso e, assim, diferenciar o tipo de sorriso. Um grupo de pessoas pode mostrar um sorriso comum em resposta a qualquer estímulo externo, mas pode diferir no número de dentes mostrados. Isto caracteriza cada sorriso individual como uma entidade separada.[2]

Os factores que controlam a aparência dos dentes durante o sorriso são

1) Idade
2) Tonicidade dos músculos faciais
3) Profundidade do estimulante
4) Comprimento dos incisivos superiores
5) Comprimento do lábio
6) Espessura do lábio

7) Classe de oclusão esquelética e dentária.[2]

A linha do sorriso é definida pela Philips como aquela que apresenta um espaço escuro ou negativo quando ambos os maxilares divergem. A linha do sorriso pode variar em forma; pensa-se que é frequentemente convexa nas mulheres. A evolução do sorriso, de um quarto de sorriso para um meio sorriso e para um sorriso completo, em relação à quantidade de dentes mostrados, dá ao clínico pistas sobre se o desvio morfológico nas relações dente-gengiva deve ser mostrado ou escondido. A linha do sorriso segue os bordos dos dentes anteriores superiores e a curvatura do bordo interno do lábio inferior. [2]

Em 1990, Rufenacht descreveu a linha de sorriso ideal como aquela que é alcançada quando os cantos da boca são paralelos à linha bipupilar e ao plano oclusal e as pontas dos caninos mal tocam o lábio inferior. Quando o lábio inferior se curva para cima e para trás em direção ao canto da boca onde se encontra com o lábio superior, a atenção do observador é atraída para a dentição, que é enquadrada pela curva ascendente dos lábios. Quando o olhar do observador
O olhar é atraído para a elevação do lábio inferior, concentrando-se no plano oclusal e incisal.[97]

Em 1985, Frush e Fisher descreveram a linha do sorriso como a harmonia entre a curvatura dos bordos incisais dos dentes anteriores superiores e o bordo superior do lábio inferior.[101]

Rubin (1974) descobriu que existem três tipos básicos de sorrisos:

• O *sorriso comissural* é o tipo mais comum (67%); os cantos da boca são primeiro puxados para cima e para fora, depois o lábio superior é levantado de modo a que apenas os dentes superiores fiquem visíveis.

• O *sorriso de cupido*, que ocorre em 31% da população, expõe os caninos e depois os cantos da boca.

• O *sorriso complexo* ocorre em apenas 2% da população; mostra todos os dentes superiores e inferiores em simultâneo quando o lábio superior é levantado e o lábio inferior é puxado em conjunto.[102]

Antes de qualquer terapia estética abrangente, devem ser recolhidas informações sobre a posição, forma e tamanho da dentição original e dos tecidos faciais circundantes que são fundamentais para restaurar o sorriso do paciente. O papel do dentista na análise do sorriso é compreender os desejos e as expectativas do paciente relativamente ao tratamento e, em seguida, recolher informações sobre a causa do problema estético ou funcional, como traumatismos, tratamentos dentários incorrectos, razões patológicas ou outras. As fotografias podem ser uma grande ajuda para examinar as caraterísticas faciais durante a fala e o riso em posições pausadas. Uma compreensão completa dos desejos, da personalidade e do estado psicológico do paciente leva a uma maior satisfação do paciente.[2]

<u>*Desenho de sorriso*</u>

O design do sorriso é um novo termo introduzido por Morley (1997). .[2]Ele definiu-o como uma disciplina que envolve o diagnóstico e o planeamento subsequente, principalmente para a componente estética do tratamento dentário global. Esta abordagem pode transformar um trabalho de restauração médio num trabalho excelente, preservando a beleza natural existente.[103]

O objetivo de uma remodelação estética é desenvolver um sistema mastigatório calmo e estável, no qual os dentes, os tecidos, os músculos, as estruturas

esqueléticas e as articulações funcionem em conjunto.
Harmonia. É muito importante que o desenho do sorriso não seja separado de uma abordagem abrangente aos cuidados do paciente quando se planeiam tratamentos estéticos. Para alcançar um resultado bem sucedido, saudável e funcional, é necessário compreender a inter-relação entre todas as estruturas orais de suporte, incluindo músculos, ossos, articulações, tecidos gengivais e oclusão.[99]

Factores estéticos que contribuem para o desenho do sorriso:

1. Nível incisal,
2. Tamanho e inclinação dos incisivos centrais,
3. Posição na linha central,
4. Alinhamento axial dos restantes dentes,
5. Tamanho e forma do arco,
6. Linha dos lábios até à posição do bordo incisal,
7. Forma e morfologia da dentição,
8. Posição dos pontos de contacto,
9. Altura da gengiva,
10. Cor Zenith, e
11. Contorno.[2]

Deve ser adoptada uma abordagem personalizada ao desenhar o sorriso, permitindo que cada restauração seja concebida de acordo com as necessidades do indivíduo, assegurando o equilíbrio e a harmonia a par dos requisitos funcionais. A harmonia do sorriso pode ser alcançada quando as diferentes linhas, proporções e estruturas estão em equilíbrio visual umas com as outras; um sorriso pode ser facilmente alterado mudando essas proporções, criando ilusões e minimizando a tensão visual negativa criada por dentes, gengiva e lábios mal alinhados. Quando se tenta criar um sorriso, os dentes não devem ser vistos como um componente separado, mas como parte da estrutura facial global.[2]

Componentes de um sorriso estético

A harmonização de um sorriso estético requer uma integração perfeita da estrutura facial e da estrutura dentária. A composição facial inclui os tecidos duros e moles do rosto. A composição dentária refere-se especificamente aos dentes e à sua relação com o tecido gengival. O desenho de um sorriso deve sempre incluir a avaliação e análise da composição facial e dentária.[99]

Composição do rosto:

A beleza facial baseia-se em princípios estéticos padrão, que incluem o alinhamento facial correto, a simetria e a proporção. Analisar, avaliar e planear o tratamento da estética facial requer frequentemente uma abordagem multidisciplinar que pode incluir ortodontia, cirurgia ortognática, terapia periodontal, medicina dentária estética e cirurgia plástica. Desta forma, uma abordagem estética aos cuidados do paciente resulta na melhor beleza dentária e cirúrgica facial.[2]

Há duas caraterísticas faciais que desempenham um papel importante na formação do sorriso:

1. a linha pupilar e
2. Lábios.

A linha interpupilar deve ser perpendicular à linha média da face e paralela ao plano oclusal. Os lábios são importantes, pois formam os limites do desenho do sorriso. Se encontrarmos grandes discrepâncias nos dois factores acima referidos, temos de considerar seriamente a correção da composição facial antes de tentarmos corrigir a composição dentária.[99]

Composição dentária

1. Componentes dentários -
   a) Linha central dentária
   b) Comprimentos incisais
   c) Dimensões dos dentes
   d) Pontos zenitais
   e) Inclinações axiais
   f) Área de contacto interdental (ACI) e ponto (PIC)
   g) Entalhe incisal
   h) Género, personalidade e idade
   i) Simetria e equilíbrio
2. Componentes de tecidos moles -
   a) Saúde das gengivas
   b) Nível e harmonia das gengivas
   c) Embrasadura interdental
   d) Linha sorridente

Pontos de referência sorridentes

Vários pontos de referência orofaciais clínicos devem ser diagnosticados e avaliados aquando da conceção de um novo sorriso ou da realização de uma cirurgia de conceção do sorriso. Estes pontos de referência têm um grande impacto no resultado do tratamento e podem contribuir grandemente para alcançar um sorriso natural e evitar um desequilíbrio entre as relações intra-orais e extra-orais. Em qualquer caso de reconstrução importante, estes pontos de referência devem ser cuidadosamente considerados ao criar uma prótese estética harmoniosa.[2]

> Linha Intercomissura

A linha intercomissural (ICL) é uma linha imaginária que é desenhada através dos cantos da boca. Liga os dois cantos da boca quando o sorriso é interrompido.

O número de dentes superiores visíveis abaixo da ICL pode fornecer informações sobre a idade do paciente. Num sorriso jovem, 75% a 100% da estrutura dentária é visível abaixo desta linha. Num sorriso jovem, até 10 mm a 13 mm podem ser visíveis da borda incisal até esta linha. Em pacientes mais velhos, menos dentes maxilares são visíveis abaixo desta linha. O facto de serem visíveis menos dentes com a idade deve-se a: (1) perda de tónus muscular facial e (2) desgaste dentário. O valor desta linha indica a idade e a juventude do paciente. Quanto mais dentes e gengivas estiverem visíveis, mais jovem o paciente parece. Por conseguinte, esta linha pode

tornaram-se um aspeto importante do tratamento, especialmente em procedimentos de reconstrução de desdentados totais. [2](Fig. 23 e Fig. 24)

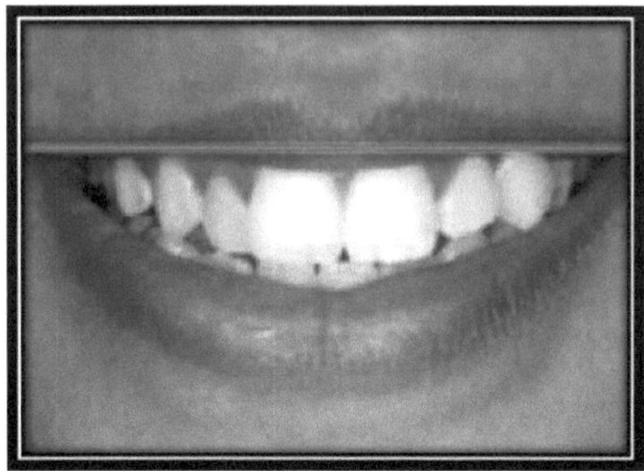

A Fig. 23 mostra a linha intercomissural de um doente jovem, sob a qual se encontram outras estruturas vitais.

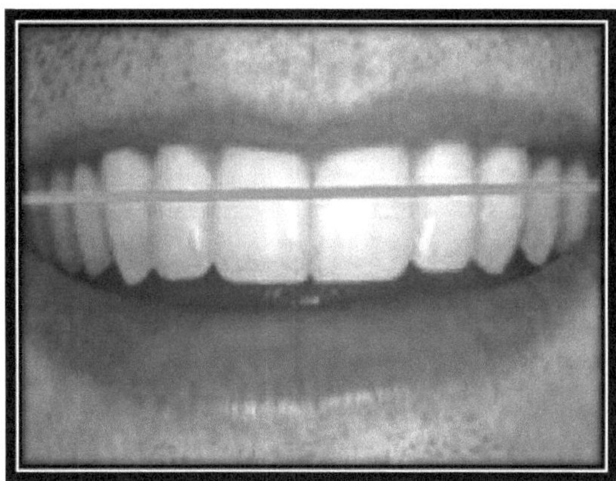

A Fig. 24 mostra a linha intercomissural de um doente idoso com menos estruturas vitais abaixo da linha

Arco-sorriso

A relação entre os bordos incisais dos incisivos superiores e as pontas dos caninos e a curvatura do lábio inferior quando se sorri é designada por arco do sorriso. Um arco de sorriso ideal é criado quando uma linha toca os bordos incisais e as pontas dos caninos, outra linha toca a curvatura do lábio inferior e estas duas linhas são paralelas à linha infra-orbital e perpendiculares à linha média da face.[2]Na arcada do sorriso ideal, a curvatura do bordo incisal do maxilar superior é paralela à curvatura do lábio inferior.[103] (Fig. 25)

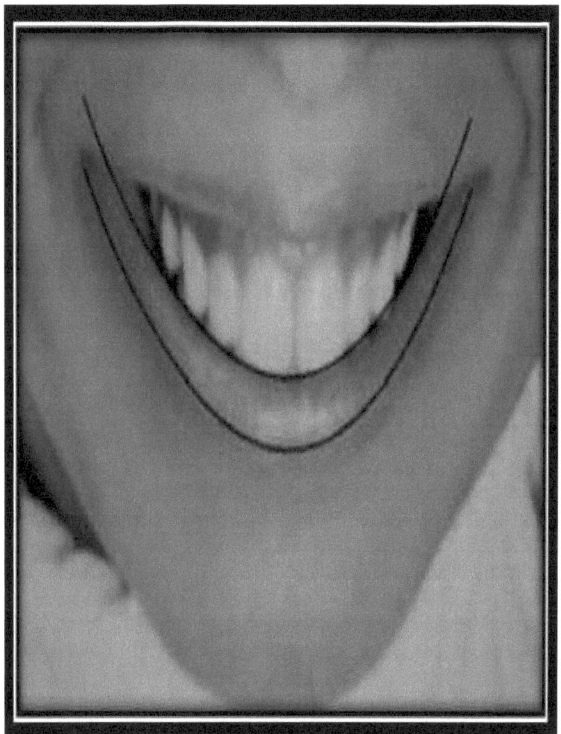

A figura 25 mostra o arco do sorriso ideal

O paralelismo da curva incisal anterior da maxila em relação ao lábio inferior divide-se em três categorias:

1. Paralelo - quando os bordos incisais dos dentes anteriores superiores são paralelos ao bordo superior do lábio inferior
2. Reto - quando os bordos incisais dos dentes anteriores superiores se encontram numa linha reta
3. Invertida - quando os bordos incisais dos dentes anteriores superiores estão dobrados na direção oposta ao bordo superior do lábio inferior.[2] (Fig. 26)

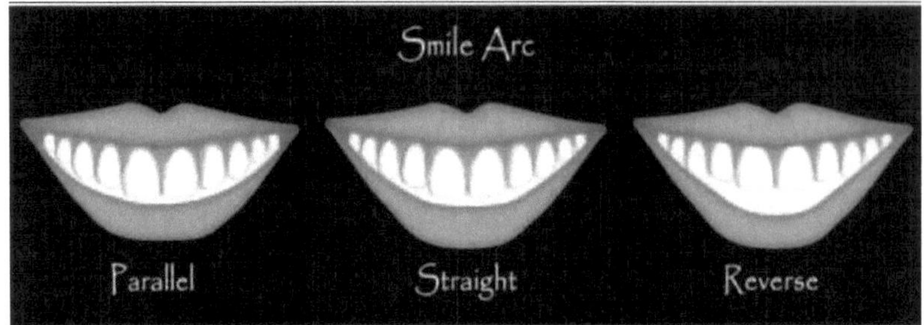

A Fig. 26 mostra diferentes categorias do arco do sorriso

Revelar o vestibular

A exposição vestibular é a quantidade de dentes e/ou estrutura gengival que pode ser vista em várias posições dos lábios ao longo do corredor vestibular quando os dentes são vistos de frente. A quantidade de dentes posteriores expostos ao sorrir pode ser chamada de exposição vestibular. Nos dentes naturais, os dentes superiores parecem mais pequenos e mais escuros depois do canino e ficam desfocados. Para determinar clinicamente quantos dentes são visíveis, peça ao paciente para pronunciar a letra "M" várias vezes, numa posição sentada e direita. Quando a pronúncia estiver concluída, os lábios voltam à posição de repouso relaxada para avaliação e pode ser tirada uma imagem para ver a exposição mínima dos dentes. Pede-se então ao paciente que pronuncie a letra "E" e depois faça uma pausa para determinar a exposição máxima do dente. Ao registar estes parâmetros, o dentista fica com uma ideia do número de dentes expostos do doente e pode duplicá-los nas próteses finais.[2] (Fig. 27)

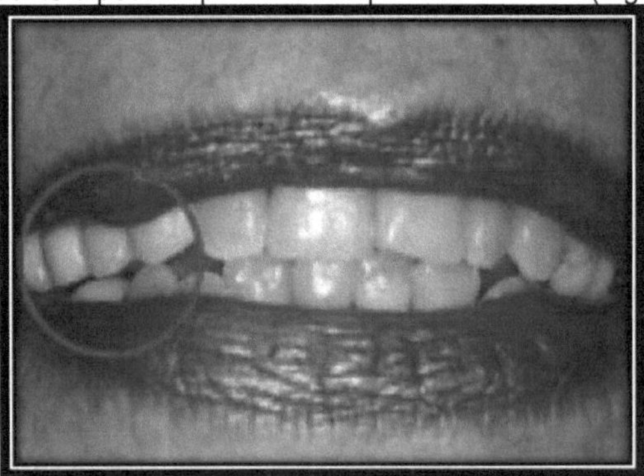

A Fig. 27 mostra um desnudamento vestibular excessivo

Misch explicou que quando o paciente diz "E", 50% a 70% do espaço entre os lábios maxilar e mandibular deve ser ocupado pelos incisivos centrais superiores. Se menos de 50% do espaço for ocupado, os dentes podem normalmente ser alongados, mas se mais de 70% do espaço for ocupado pelos incisivos centrais superiores, o alongamento dos dentes não é normalmente indicado.[2]

Influência dos lábios

O valor dos lábios complementa tanto o rosto como a cavidade oral, uma vez que tanto os lábios superiores como os inferiores formam a moldura da boca. São vistos como cortinas que revelam o que está por trás deles quando são movidos em qualquer direção. Em geral, ambos os lábios contribuem tanto para a forma do rosto como para a pronúncia das palavras. A moldura labial que envolve a dentição natural contribui significativamente para a estética dentária.

O filtro é um dos pontos de referência mais importantes quando se trata de colocar a linha central.[2]

O lábio inferior tende a ser mais largo, mais cheio, mais comprido e mais elástico. A relação entre o lábio superior e inferior varia consoante a classe esquelética de oclusão. O rácio desempenha um papel importante na determinação do alinhamento espacial dos dentes, e o grau de protrusão ou retrusão do lábio influencia grandemente o perfil facial.[2]

A posição do lábio superior pode ser dividida em três categorias, sendo de notar que todas estas posições são registadas numa posição de sorriso completo:

1. Uma posição do lábio *superior* mostrando o comprimento total dos dentes anteriores superiores e uma faixa contínua de gengiva.
2. Uma posição *média* dos lábios que mostra 75% a 100% do comprimento dos dentes anteriores maxilares e apenas a gengiva interproximal (que corresponde ao sorriso maxilar)
3. Uma posição de lábio *baixo* onde menos de 75% da altura do dente anterior e nenhum tecido gengival é visível.[2] (Fig. 28)

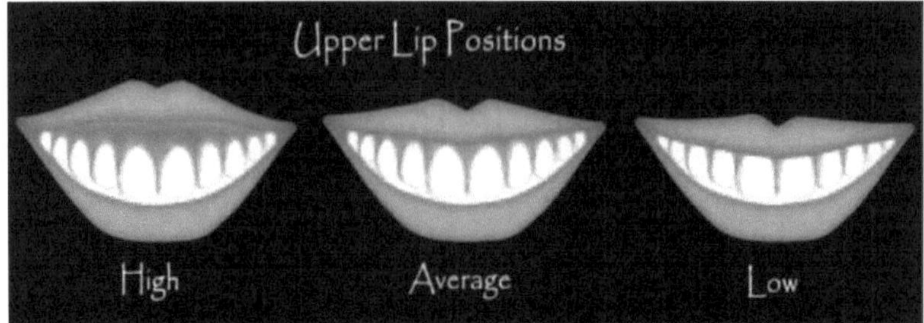

A Fig. 28 mostra diferentes posições do lábio superior

A curvatura do lábio superior tem uma influência direta no sorriso. Pode ser dividida nas três categorias seguintes:

1. *Curvatura para cima* (12%) que ocorre quando o canto da boca é mais alto do que o centro do bordo inferior do lábio superior.
2. *Alinhamento reto* (45%), em que o canto da boca e o centro do bordo inferior do lábio superior estão em linha reta.
3. *Curvatura descendente* (43%), que ocorre quando o canto da boca é mais baixo do que o centro do bordo inferior do lábio superior.[2] (Fig. 29)

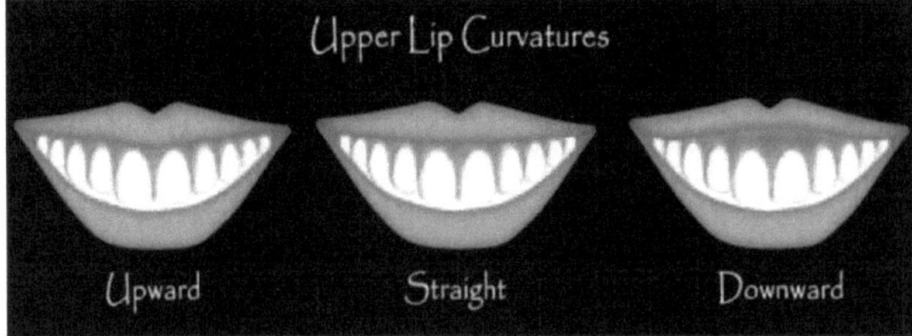

A Fig. 29 mostra as curvaturas do lábio superior

Se os dentes forem perdidos precocemente, os lábios perdem a sua fixação e caem para dentro em direção à cavidade oral. Este pode ser o ponto de partida para as deformações faciais e, consequentemente, para as pregas cutâneas. Nestes casos, o dentista deve ser capaz de restaurar o suporte labial em falta, trazendo-o de volta à sua posição original antes da perda dos dentes. Está provado que a restauração de dentes em falta pode melhorar muito o aspeto do rosto. A perda de dentes não afecta apenas o suporte labial, mas também o suporte da bochecha, uma vez que o seu suporte posterior (o músculo bucinador) é removido.[2]

Morfologia dos dentes

Williams Hall foi o primeiro a descrever uma correlação entre a forma facial e a forma dos dentes. Ele descobriu que existem três formas básicas de dentes: quadrado, pontiagudo e ovalado. No entanto, a maior parte da investigação demonstrou que não existe uma correlação significativa entre a forma facial e a forma do dente, uma vez que isto é clinicamente complicado pelas diferentes formas faciais devido à idade, penteado, óculos e alterações na massa corporal. Além disso, não existe uma correlação significativa devido à grande variedade de formas faciais e ao facto de um design facial fantástico não poder ser limitado a formas e fórmulas específicas. Em qualquer caso, as diretrizes discutidas neste tópico devem ser consideradas apenas como indicações relativas da aparência geral e não como regras a seguir.[2]

Uma compreensão correta da morfologia dentária humana permite-nos criar próteses implanto-suportadas de aspeto natural. O estudo das caraterísticas anatómicas padrão dos dentes naturais com que os seres humanos nascem conduziu a uma riqueza de conhecimentos e informações que podem ser valiosos em qualquer procedimento de reconstrução estética: A idade, o género, a personalidade, os hábitos, a posição dos dentes, a cor, a iluminação e a ilusão influenciam a escolha da forma dos dentes anteriores superiores em casos de edentulismo total ou parcial.[2]

CAPÍTULO 5 CONSIDERAÇÕES SOBRE A MORFOLOGIA E A CONCEPÇÃO DOS IMPLANTES

Passaram 30 anos desde que Per-Ingvar Branemark apresentou pela primeira vez aos investigadores dentários norte-americanos o seu trabalho sobre implantes dentários endósseos. Durante este tempo, os componentes cirúrgicos e protéticos, bem como os protocolos de tratamento necessários para a terapia com implantes, continuaram a evoluir. Ao mesmo tempo, a mentalidade dos clínicos também evoluiu. Os clínicos, cujo objetivo inicial era simplesmente restaurar a função de pacientes edêntulos, rapidamente se esforçaram por tornar as restaurações cada vez mais estéticas. A atenção também passou a centrar-se na aceleração e simplificação do tratamento. Mais recentemente, reconheceu-se que não é suficiente colocar um implante, esperar que este se osseointegre e, em seguida, colocar uma coroa final estética. Ao longo do tempo, processos biológicos complexos podem sabotar até os resultados mais bonitos. As estratégias para estabelecer e manter a estética das restaurações de implantes ao longo dos anos e mesmo décadas são, por isso, da maior importância.[104]

A implantologia moderna tem várias dimensões de investigação, como o desenho do implante. O desenho moderno do implante tem várias modificações morfológicas adicionais em relação aos desenhos padrão clássicos originais e foi originalmente desenvolvido para simular a morfologia original do dente na maioria dos desenhos. Infelizmente, nem todos os dentes em falta numa arcada dentária podem ser restaurados com o mesmo desenho de implante, uma vez que as raízes dos dentes humanos são únicas e versáteis. Algumas raízes são resistentes à rotação, outras têm uma ancoragem mais forte e outras ainda têm uma maior capacidade de suporte de carga. Por conseguinte, a comparação

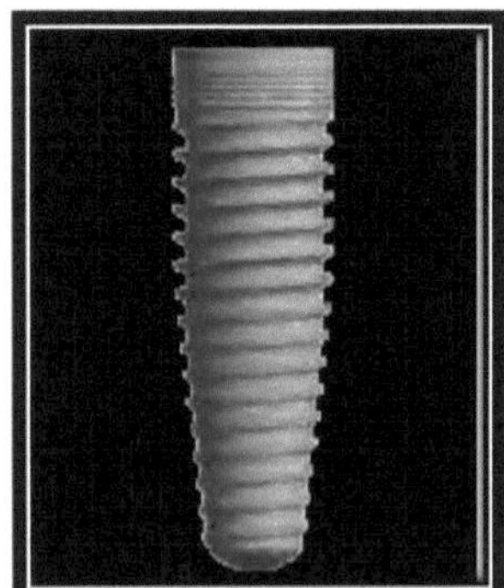

entre dentes naturais e implantes dentários é injusta e os implantes dentários não devem ser rotulados como uma terceira dentição.[2]

Antes de colocar implantes dentários, o profissional deve desenvolver uma imagem imaginária que servirá de guia ou referência durante o plano de tratamento. Isto implica avaliar corretamente a forma original do leito ósseo e as dimensões biológicas do dente perdido e relacioná-las com os componentes restauradores a utilizar. Compreender a morfologia básica do dente perdido em relação ao desenho da estrutura do implante e dos componentes associados é uma necessidade absoluta para obter resultados estéticos de sucesso.[2] (Fig. 30)

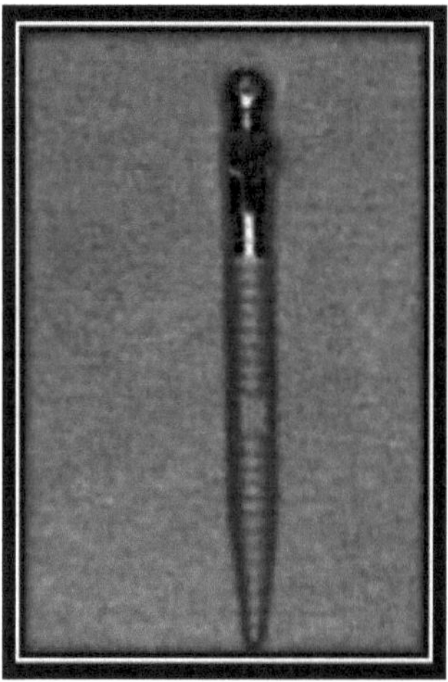

A Fig. 30 mostra implantes convencionais e implantes com um diâmetro pequeno

A escolha do desenho e tamanho ideais dos implantes é agora parte integrante de qualquer plano de tratamento que vise alcançar um excelente resultado estético.[2]

Os elementos da conceção do implante são

1. A topografia da superfície do implante (micro-sinais)
2. Toda a geometria física (macrocaracterísticas), como o comprimento, o diâmetro e as roscas, aberturas e ranhuras macroscópicas
3. A composição do material de implante.[2]

Estes factores contribuem para a conceção global do implante. Surge inevitavelmente a questão de saber quais as caraterísticas de desenho que melhor estabilizam o implante no local recetor, apoiam a ancoragem mecânica do implante no osso, distribuem melhor as cargas oclusais e alcançam um resultado estético máximo.[2]

O desenho ideal de um implante deve centrar-se na maximização do número de roscas, que devem envolver o osso cortical denso para uma estabilidade máxima. Além disso, o número de roscas aumenta a área de superfície disponível para carga, pelo que quanto maior for o número de roscas, maior será a área de superfície funcional. Alguns implantes roscados têm uma distância de 1,5 mm entre as roscas, enquanto outros têm uma distância de 0,4 mm. Quanto mais pequena for a distância entre as roscas, maior será o número de roscas e a área de superfície correspondente.[2]

A profundidade da rosca também influencia o desenho do implante; quanto maior for a profundidade da rosca, maior será a superfície funcional e a ancoragem mecânica. A profundidade da rosca pode situar-se entre 0,2 mm e 0,42 mm. A geometria da rosca pode influenciar a resistência da osteointegração inicial e a interface osso-implante. Os implantes osseointegrados têm uma rosca em forma de V, uma rosca de suporte invertida ou uma rosca quadrada. O desenho da rosca em V oferece uma força de cisalhamento 10 vezes maior que actua sobre o osso em comparação com outras formas de rosca. A geometria da rosca em V e da rosca de suporte invertida são semelhantes em termos de retenção óssea à sua volta, enquanto a rosca quadrada apresenta valores de suporte ósseo estatisticamente mais elevados.[105] Uma forma cónica para implantes com forma de raiz tem propriedades físicas únicas:

- Reduz a tendência para a perfuração apical quando se opta pela colocação imediata, em comparação com os implantes de paredes paralelas.
- Isto evita que as raízes vizinhas sejam danificadas.
- Oferece uma maior estabilidade inicial.
- Pressiona o osso contra as suas paredes.[2]

Para além das roscas, muitos implantes em forma de raiz contêm aberturas para ancoragem óssea para melhorar a fixação mecânica após a cicatrização. A maioria dos implantes em forma de parafuso tem uma ou mais aberturas na sua área apical.[106]

A topografia da superfície do implante pode variar entre relativamente lisa, maquinada, rugosa, pulverizada com plasma, jato de areia e gravada com ácido até uma forma porosa de hidroxiapatite (HA). Existe uma correlação positiva entre o grau de fixação mecânica primária do implante e o aumento da rugosidade da superfície do implante.[107]

A ligação implante-pilar é um elemento importante na conceção de implantes. Prevê a estabilidade e a fixação dos componentes da restauração e ajuda a minimizar a perda óssea marginal sob carga. Também resiste à rotação e ao subsequente afrouxamento do parafuso de ligação. Uma melhor compreensão das propriedades biológicas do tecido peri-implantar também pode ajudar a obter um melhor desenho. A identificação da natureza específica do periodonto do doente é importante para a seleção do desenho do implante dentário, tal como a condição futura das estruturas circundantes e o prognóstico do tratamento com implantes. O periodonto humano único divide-se em dois biótipos básicos: o biótipo fino e ondulado e o biótipo espesso e plano. Cada biótipo tem a sua própria anatomia dentária e topografia óssea.[2]

BIÓTIPO DO TECIDO FINO E SERRILHADO

A anatomia do dente é caracterizada por raízes estreitas e afiladas e uma forma de coroa triangular ou cilíndrica. Os pontos de contacto estão localizados mais incisalmente; as papilas interproximais estão, portanto, numa posição incisal e não preenchem todo o espaço da arcada devido aos pontos de contacto estarem localizados mais incisalmente. Devido ao diâmetro relativamente pequeno e à forma cónica das raízes do biótipo de dentes finos e ondulados, o osso

interradicular é mais largo do que no biótipo de dentes espessos e planos.[2]
Por estas razões, o resultado estético final da substituição de um dente unitário em falta com caracteres do biótipo de tecido fino recortado por um implante dentário pode não ser totalmente previsível, uma vez que é possível a recessão da papila interproximal e das estruturas gengivais circundantes. Isto deve-se à menor quantidade de tecido queratinizado e à natureza frágil do tecido mole que caracterizam este biótipo. Além disso, a maior distância vertical entre o bordo do colo do implante e a margem óssea interproximal estimula uma ligeira reabsorção óssea no pós-operatório, resultando em margens de tecido peri-implantar assimétricas em comparação com o lado contralateral.[108]
Qualquer remodelação óssea adicional leva a um maior encurtamento das papilas já curtas, complicando assim a estética.[87]
Por conseguinte, para a terapia com implantes imediatos em biótipos de tecido fino recortado, devem ser favorecidos os desenhos de implantes com um diâmetro de colo estreito devido à maior distância entre as raízes. Por outras palavras, deve ser escolhida uma morfologia de implante cónica mesiodistalmente devido ao aumento da espessura óssea para minimizar a tendência para a reabsorção óssea com uma plataforma mais estreita e porque a colocação do implante sem retalho é preferível neste tipo.[2]
É necessário um alargamento limitado para os componentes protéticos dos implantes. Por outro lado, com o biótipo de tecido espesso, o espaço de ondulação vertical entre o bordo do colo do implante e o bordo do osso interproximal é minimizado devido ao maior espaço remanescente após a extração do dente. Este não é um problema clínico grave. Um diâmetro de implante grande é aceitável para este tratamento. [108]

<u>BIÓTIPO DOS DENTES CHATOS E GROSSOS</u>

Caracteriza-se por uma forma de raiz tuberosa e uma forma de copa quadrada. Em algumas áreas, o diâmetro largo da raiz deste biótipo pode ter a mesma largura que a parte mais larga da coroa. O biótipo de tecido plano espesso oferece certamente um resultado de tratamento estético mais previsível do que o biótipo corrugado fino. Por conseguinte, é importante reconhecer e avaliar o biótipo do tecido antes de iniciar a terapia com implantes. Uma avaliação pré-operatória correta do biótipo do tecido requer uma abordagem cirúrgica específica que seja adequada a cada tipo.[2]
O desenho do implante em forma de raiz é utilizado para restaurar dentes em falta. O corpo padrão de um implante em forma de parafuso tem um diâmetro de 3,75 mm, e o diâmetro da plataforma pode ser de até 4,1 mm. O desenho cilíndrico dos implantes endósseos tem normalmente um diâmetro de corpo de 4 mm e as mesmas dimensões de plataforma que o tipo de parafuso. [109] O médico deve compensar a diferença entre o diâmetro do implante e a dimensão cervical do dente em falta, de modo a manter os contornos biológicos naturais das restaurações suportadas por implantes. Isto é conseguido através de procedimentos de expansão dos tecidos moles através da prótese provisória para permitir uma transição suave do diâmetro da cabeça do implante para o diâmetro natural. A escolha de um diâmetro de implante que seja mais largo ou semelhante ao dente a ser substituído resultará numa coroa de tamanho incorreto que não é biologicamente compatível com os tecidos circundantes.[2]
A utilização de uma fórmula específica para selecionar um determinado diâmetro

de implante para um determinado dente pode não ser ideal, uma vez que existem muitas outras variáveis que têm de ser consideradas ao selecionar o diâmetro do implante. Estas incluem variações no biótipo do tecido, diferenças no tamanho do diâmetro do mesmo dente em indivíduos diferentes, alterações no osso remanescente após a extração, os contornos alterados do tecido mole e a variação nos diâmetros dos implantes. Por conseguinte, a avaliação pessoal do dentista é o melhor método para selecionar o tamanho correto do implante, e uma abordagem de tratamento individualizada é melhor do que aplicar uma regra geral a diferentes situações clínicas.[2]

O diâmetro do implante está diretamente relacionado com o diâmetro da raiz na crista do rebordo alveolar. Por exemplo, se um incisivo central maxilar em falta a ser substituído por um implante dentário tiver um diâmetro entre 7 mm e 8,5 mm ao nível do alvéolo alveolar e entre 5 mm e 6 mm ao nível do osso, o diâmetro do implante a utilizar pode ser entre 4 mm e 6 mm e assim sucessivamente. Por conseguinte, o diâmetro do implante deve estar relacionado com o diâmetro da raiz ao nível da emergência óssea e não ao nível da JCE, porque se o diâmetro do implante exceder o diâmetro da raiz ao nível do osso, acabará por levar à reabsorção óssea da crista. O diâmetro do dente em falta pode ser verificado através da medição das dimensões do mesmo dente no lado contralateral ou através da verificação num modelo de estudo. A largura do implante determina a sua posição no rebordo alveolar; os implantes mais largos são posicionados menos apicalmente, enquanto os implantes de diâmetro estreito são colocados mais apicalmente para permitir "espaço" para o empilhamento dos componentes protéticos.[2]

Os implantes de pequeno diâmetro que são corretamente planeados, inseridos e carregados e que se encontram numa oclusão bem ajustada são de grande benefício para os pacientes. Os SDI são fáceis de inserir, minimamente invasivos e constituem um verdadeiro serviço para os pacientes. Não substituem os implantes de diâmetro convencional, mas constituem um acréscimo significativo e importante ao conceito original de implante em forma de raiz.[110]

CAPÍTULO 6 TRATAMENTO CIRÚRGICO ANTES DA IMPLANTAÇÃO

Antes da introdução da terapia com implantes, era dada pouca atenção à confiança nos rebordos alveolares após a extração dentária. Atualmente, os rebordos alveolares atróficos podem influenciar negativamente ou proibir a colocação de implantes e/ou levar a maus resultados estéticos e à colocação inadequada de implantes. Por conseguinte, a reabsorção do rebordo causada pela extração dentária deve ser evitada.[2]

Foram feitas várias considerações relativamente aos procedimentos a efetuar antes da colocação do implante para melhorar o resultado estético da colocação do implante.

- Alargamento da cavidade

As extracções dentárias, quer sejam traumáticas ou atraumáticas, levam a uma perda de osso alveolar, tanto em largura como em altura. Após a extração de um dente, pode esperar-se uma perda média de 40-60% da altura e largura originais, com a maior perda a ocorrer no primeiro ano. Isto pode ter um impacto negativo no volume ósseo necessário para a futura colocação de implantes e para a restauração estética ideal. Foi demonstrado que a taxa de redução das cristas residuais é maior na mandíbula (0,4 mm/ano) do que na maxila (0,1 mm/ano). [2]

Como resultado, a reabsorção pode impedir a colocação ideal do implante, comprometendo assim o resultado estético e funcional ideal. O aumento do alvéolo permite aos clínicos preservar a altura do osso alveolar, potencialmente regenerando novo osso e preservando assim a altura do tecido mole. Isto, por sua vez, pode facilitar a colocação ideal do implante com uma estética óptima.[2]

O aumento do alvéolo de extração no momento da extração dentária com uma variedade de enxertos ósseos (também conhecido como *aumento do alvéolo*, *preservação do alvéolo* e *preservação do rebordo*) tem sido investigado e avaliado em muitos estudos. A colocação imediata de implantes e o aumento ósseo em alvéolos de extração têm sido propostos para minimizar ou evitar este dilema clínico. Em geral, estes procedimentos têm como objetivo principal a preservação do nível ósseo atual e, com sorte, a regeneração de osso novo.

Fundamentação[2]

As razões para preservar o rebordo alveolar baseiam-se no facto de a reabsorção do rebordo alveolar ser uma consequência inevitável da perda de dentes.[1]

Após a remoção do dente, o alvéolo é cuidadosamente limpo de todos os resíduos de tecidos moles. Se não estiverem presentes, deve ser estimulada a hemorragia da base óssea. [111]A chave para maximizar o aumento ósseo é uma hemorragia suficiente do osso, uma vez que o sangue contém proteínas e factores de crescimento essenciais para a cicatrização óssea. Uma hemorragia forte pode ser facilmente conseguida raspando as paredes do alvéolo com curetas ou instrumentos rotativos.[2]

Este procedimento também desencadeia o fenómeno de aceleração regional (RAP), que é conhecido por estimular a formação de novo osso e a incorporação do enxerto. [112]

O alvéolo de extração deve então ser cuidadosamente inspeccionado e deve ser tomada uma decisão com base nos seguintes factores: (a) integridade e espessura da placa vestibular; (b) presença de lesões periapicais; e (c) número e morfologia da(s) raiz(es) do dente extraído. Após a observação destes factores, um dos

devem ser utilizadas as seguintes técnicas -

1. Tratamento tradicional do alvéolo cirúrgico com ou sem penso de colagénio (tratamento do alvéolo cirúrgico se a placa vestibular tiver > 1 mm de espessura).
2. Técnica de estratificação (gestão do alvéolo, se a placa vestibular tiver uma espessura inferior a 1 mm).
3. Regeneração óssea guiada (se a placa vestibular estiver ausente ou tiver sido perdida durante a exodontia e for necessária uma abordagem diferente).[2]

Foram propostos vários enxertos ósseos para o aumento do alvéolo. Estes incluem osso autógeno, DFDBA, FDBA mineralizado, HA bovina e aloplástico.[2]

- Papila intermédia

A estética óptima para restaurações implanto-suportadas na região anterior do maxilar pode ser mais difícil de alcançar do que a osteointegração dos implantes. A capacidade de manter ou reproduzir previsivelmente as papilas dos implantes provisórios é extremamente importante aquando da substituição dos dentes anteriores do maxilar. [2][113]Isto, por sua vez, coloca os clínicos perante o desafio de criar contornos gengivais harmoniosos em torno de restaurações suportadas por implantes, que são altamente dependentes da presença de uma arquitetura de tecido mole peri-implantar saudável e de aspeto natural.
[114]A presença de papilas interproximais à volta das restaurações implanto-suportadas permite margens simétricas dos tecidos moles e um estado de harmonia entre os dentes naturais e os componentes dos implantes. A mais pequena alteração no nível das

Se as papilas interproximais à volta dos implantes dentários forem danificadas por razões patológicas ou devido a um mau manuseamento dos tecidos moles durante o tratamento com implantes, isto pode levar a complicações estéticas e fonéticas significativas que são frequentemente difíceis de corrigir. Este facto torna os tecidos peri-implantares um problema clínico delicado de resolver[2].
A sequência de perda da papila interproximal começa imediatamente após a extração do dente. O osso alveolar fino adjacente (osso interradicular) inicia um rápido processo de reabsorção pelas seguintes razões: (1) a natureza fina do osso alveolar (que permite uma reabsorção mais rápida), (2) o reduzido suprimento sanguíneo para a crista do osso interradicular nesta área específica, (3) a possível contaminação direta do osso interradicular por bactérias orais como resultado da extração dentária, e (4) mais importante, a ausência de fibras de Sharpey, que estimulam a remodelação óssea contínua e, assim, mantêm um nível marginal saudável.[2] [113]A importância do planeamento pré-operatório e da previsão do prognóstico para a presença da papila entre os implantes dentários atinge um nível importante quando a aparência natural é reproduzida.
[115]Como resultado da extração dentária, a papila interdentária é remodelada diagonalmente da placa óssea facial palatina para a mais apical e é deprimida em comparação com o tecido marginal saudável adjacente.

Infelizmente, a papila interdentária perdida não pode normalmente regenerar-se e recuperar o seu tamanho original. [116]
Atualmente, o maior desafio na cirurgia plástica de implantes e periodontal é a reconstrução de papilas interproximais perdidas ou incompletas. Muitos ensaios clínicos tentaram reconstruir papilas interproximais perdidas utilizando procedimentos de regeneração tecidular guiada (RTG), procedimentos de aumento, enxertos gengivais livres, retalhos posicionados coronalmente, enxertos pediculares e técnicas de desenvolvimento de pônticos. Infelizmente, nenhum procedimento cirúrgico único para a regeneração da papila parece oferecer um sucesso clínico totalmente previsível a longo prazo.[2]
Com o objetivo de avaliar e classificar as diferentes condições clínicas das papilas interdentárias, Nordland e Tarnow descreveram as diferentes condições clínicas das papilas interdentárias de acordo com o seu nível marginal.
Dividiram as papilas interdentais em três classes - as

- *Classe I*: A ponta da papila interdentária está localizada entre o ponto de contacto interdentário e a extensão mais coronal da junção cemento-esmalte (JCE) interproximal (o espaço está presente, mas a JCE interproximal não é visível).
- *Classe II*: A ponta da papila interdentária está na ou apicalmente à JCE interproximal (a JCE interproximal é visível).
- *Classe III*: A ponta da papila interdental está ao nível ou apicalmente à JCE facial.[2]

Salama et al. propuseram outra classificação interessante que fornece um sistema de classificação prognóstica para as papilas peri-implantares. As suas três classes baseiam-se na altura óssea interproximal (IHB) disponível em relação ao prognóstico das papilas peri-implantares. Na Classe 1, a altura óssea interproximal é de 4-5 mm (medida a partir da extensão apical do futuro ponto de contacto da restauração com a crista óssea), indicando um prognóstico ótimo; na Classe 2, uma altura óssea interproximal de 6-7 mm indica um prognóstico reservado; e na Classe 3, a altura óssea interproximal é superior a 7 mm, indicando um prognóstico mau.[2]
A presença da papila inter-implantar depende dos seguintes factores: o nível do osso subjacente, o volume do tecido conjuntivo e a quantidade de mucosa queratinizada. A presença da papila é determinada principalmente pela ligação óssea do dente vizinho, enquanto a presença de uma papila entre dois implantes depende principalmente da quantidade de osso presente na área interproximal. Se estiver presente tecido mole suficiente
[117]O volume dos tecidos pode ser aumentado através da pressão interproximal; no entanto, não se esperam grandes melhorias previsíveis.

A estética das papilas interdentárias é subjectiva e depende da interpretação individual. No entanto, uma papila interdentária ideal é aquela que se harmoniza com a arquitetura gengival circundante e preenche o espaço interdentário até ao ponto de contacto interproximal dos dentes vizinhos.[2]

A colocação de um implante na zona estética requer uma atenção especial a todos os detalhes do tratamento, não só para obter resultados clinicamente aceitáveis, mas também para preservar os detalhes naturais existentes. A dimensão óssea óptima e a dimensão de restauração devem estar na vanguarda de qualquer procedimento de posicionamento 3D preciso. O equilíbrio natural entre estas duas dimensões deve ser mantido durante a terapia com implantes. Este equilíbrio contribui para a integração biológica completa do implante dentário no seu alojamento.[109] Tischler propôs diretrizes para a colocação e restauração de implantes na zona estética. De acordo com estas diretrizes, o cirurgião deve:

- Utilizar uma conceção conservadora da aba;
- Avaliar o osso e os tecidos moles existentes;
- A colocação deve ser efectuada no momento certo;
- Visualizar a posição tridimensional do implante;
- Ter em conta o tempo de cicatrização antes de colocar o implante;
- Consideração dos factores determinantes do perfil de emergência; e
- [118]Seleção de um pilar adequado e desenho da restauração final^]]

Factores que influenciam o posicionamento do implante

Vários factores contribuem para o posicionamento preciso do implante

1. **A pega**: Durante o processo de perfuração, a pega da peça de mão tem uma grande influência na posição ideal do implante.

Por vezes, a pega com a palma da mão proporciona um melhor controlo do que as outras pegas, especialmente na região dos pré-molares superiores. Devido à baixa velocidade e ao elevado binário dos procedimentos implantológicos e à resistência do osso, a pega palmar pode contribuir para um melhor controlo do posicionamento (Fig. 31 e Fig. 32).

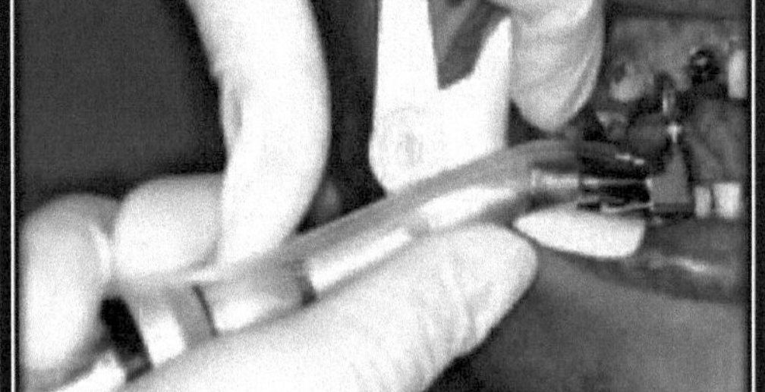

A Fig. 31 mostra um manípulo que controla a precisão da posição do implante

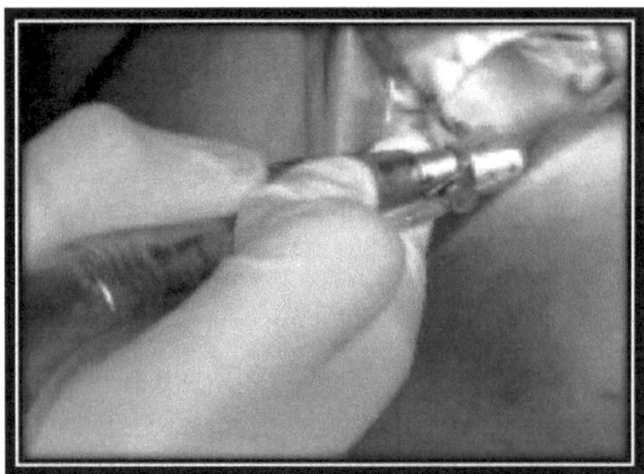

A Fig. 32 mostra uma pega de pino para posicionamento de implantes

2. **Precisão da** guia: Quanto mais precisa for a guia, mais preciso será o posicionamento do implante. São produzidos novos tipos de guias utilizando a conceção assistida por computador e o fabrico assistido por computador (CAD/CAM), que permitem um posicionamento preciso em relação à posição axial da cabeça do implante no rebordo alveolar. Estas guias cirúrgicas precisas são utilizadas com um sistema de planeamento baseado em tomografia computorizada (TC) que permite ao cirurgião selecionar a posição ideal para a colocação do implante, tendo em conta as caraterísticas anatómicas específicas do paciente e utilizando assim a densidade óssea ideal.

3. **Nitidez das brocas de corte**: Como as brocas se tornam rombas com o uso crescente, cada fabricante de implantes especifica quantas vezes um conjunto de brocas deve ser usado antes de ser descartado. A nitidez da broca evita que esta balance no local da cirurgia e, consequentemente, se desvie da angulação ou posição pretendida. De facto, a nitidez da roseta ou da broca piloto utilizada para a oseotomia piloto é muito importante, uma vez que determina o caminho principal que a outra broca deve seguir.[2]

Os seguintes tipos de implantes são recomendados para utilização clínica na região anterior do maxilar: Parafuso standard, corpo largo, pescoço estreito, TE 4.1/4.8 e TE 3.3/4.8 (Straumann Institute, Waldenburg, Suíça). Estes implantes diferem nas dimensões do ombro de restauração e da rosca do implante. Para poder inserir com êxito estes implantes na região anterior do maxilar,

A seleção correta do implante em relação à dimensão mesiodistal do dente a ser substituído é de importância crucial. Os implantes de colo largo com um diâmetro de ombro de 6,5 mm não são recomendados para utilização na região anterior do maxilar. É provável que a margem do ombro do implante fique demasiado próxima dos dentes vizinhos ou demasiado afastada facialmente, fazendo com que penetrem nas respectivas zonas de perigo.[9]

Quatro parâmetros de posicionamento contribuem para o sucesso da restauração e devem ser cuidadosamente considerados durante a colocação do implante. Estes são a posição vestibulolingual, mesiodistal e apicocoronal em relação à plataforma do implante e a angulação do implante. Os factores do desenho protético (por exemplo, prótese cimentada ou aparafusada) também são de importância decisiva. [90] **Posição bucolingual**

Um implante colocado demasiado para vestibular conduz frequentemente a uma deiscência da cortical óssea vestibular e apresenta um elevado potencial de recessão gengival. Para além disso, esta colocação torna consideravelmente mais difícil a restauração do implante. Por outro lado, um implante colocado demasiado para palatino requer frequentemente uma restauração com retalho no rebordo, o que é pouco higiénico e inestético.[90]

A parede vestibular deve ter uma espessura de pelo menos 1 mm para evitar a recessão e melhorar a estética. A colocação deve ser efectuada de forma a que a coroa sobressaia naturalmente da estrutura de tecido mole para criar a ilusão de um dente natural. Para o conseguir, a linha central do implante tem frequentemente de estar no centro ou próximo do centro do dente que está a substituir. O implante deve ser posicionado de modo a que o lado vestibular da plataforma do implante toque numa linha imaginária que toca os bordos incisais dos dentes vizinhos.[90] (Fig. 33)

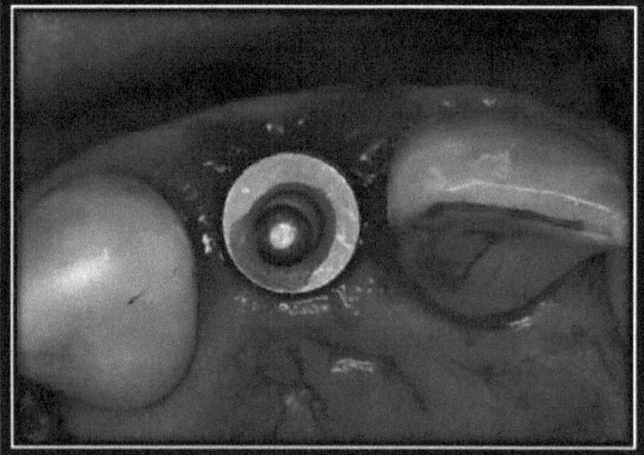

A Fig. 33 mostra o posicionamento bucolingual exato do implante

No entanto, existem situações em que o implante deve ser colocado numa posição mais palatina (por exemplo, em pacientes com um biótipo gengival fino). Por outro lado, é por vezes aconselhável colocar o implante numa posição ligeiramente labial. As considerações oclusais requerem ocasionalmente esta colocação, especialmente em casos com sobreposição vertical excessiva.[9]

Posição mesiodistal Para evitar um resultado estético desfavorável, o espaço mesiodistal disponível deve ser cuidadosamente medido, para que se possa selecionar um implante do tamanho correto e planear a distância correta entre os implantes.[90] (Fig. 34)

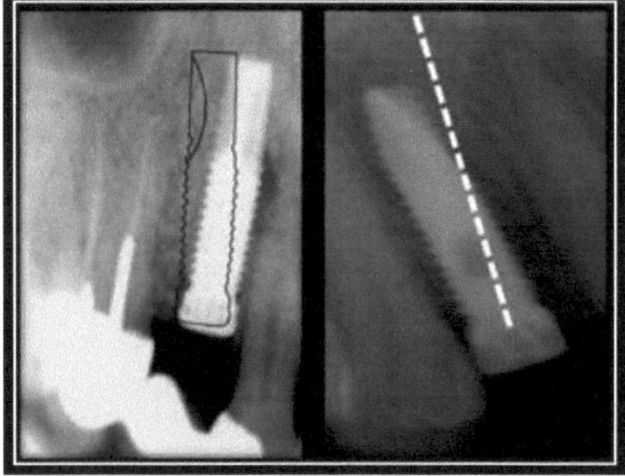

A Fig. 34 mostra (à esquerda) o posicionamento mesiodistal incorreto de um implante, o que
leva à rutura da integridade da membrana periodontal.
O esboço preto do implante
O desenho a preto do implante representa a posição óptima. (direita)
Alinhamento desfavorável do implante
em relação à posição interproximal. A linha branca tracejada representa a posição ideal do implante
, que tem um impacto direto na higiene em torno das restaurações suportadas por implantes e dos componentes naturais adjacentes. Em condições ideais de tecidos moles e duros, o implante deve ser posicionado no centro do espaço mesiodistal disponível para obter uma prótese posicionada centralmente. O risco potencial de um posicionamento mesiodistal incorreto do implante é a aproximação à papila interdentária ou, pior ainda, o seu embate. Isto pode levar ao embotamento da papila e possivelmente a danos no periodonto do dente vizinho, uma vez que o fornecimento de sangue fica comprometido, o que pode levar à reabsorção radicular externa.[2] Deve ser mantida uma distância mínima de 1,5 a 2 mm entre os implantes e os dentes vizinhos e, no caso de implantes múltiplos, uma distância de 3 a 4 mm ao nível dos pilares dos implantes.[119] Se esta distância mínima não for mantida, a fixação do dente fica comprometida, o que, por sua vez, resulta numa redução ou perda da papila interproximal. Se a distância entre dois implantes for inferior a 3 mm, espera-se que o nível ósseo interproximal seja mais apical ao ombro do implante e, por conseguinte, apresente uma papila reduzida ou ausente.[2] A presença de *diastemas* requer um posicionamento mesiodistal mais cuidadoso dos implantes dentários. Nos diastemas, o espaço interproximal disponível é maior do que o tamanho original do dente em falta. Nestes casos, guias cirúrgicos precisos garantem um posicionamento ótimo do implante para determinar a posição exacta do dente em falta, mantendo o tamanho original do diastema antes da perda do dente.[120] (Fig. 35)

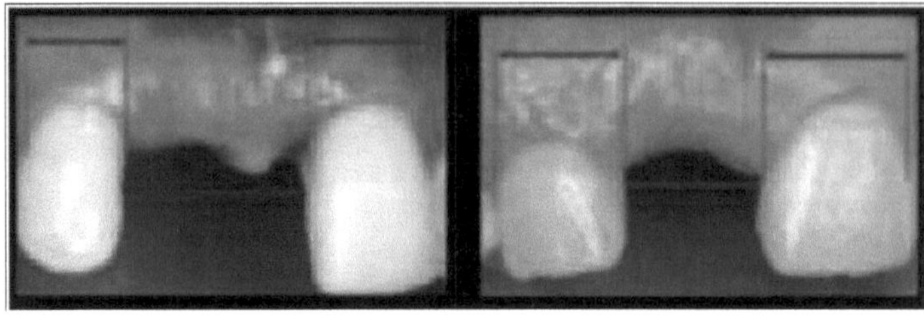

A Fig. 35 mostra um diastema na linha média que requer um posicionamento mesiodistal preciso.

do implante Para dentes múltiplos em falta com um espaçamento maior, o dentista pode desenhar a forma do diastema de acordo com alguns factores orientadores, tais como o tamanho do dente planeado, a preferência do paciente e a posição da linha média.[2] Para substituições de um único dente, o método para calcular o espaço mínimo necessário para um posicionamento mesiodistal ótimo do implante deve incluir a largura do ligamento periodontal (0,25 mm em média), e deve permanecer pelo menos 1 mm de osso saudável entre o implante e o ligamento periodontal do dente natural vizinho. As medidas que têm em conta o ligamento periodontal e o osso saudável devem ser duplicadas para calcular os lados mesial e distal do implante.[121]

A posição mesiodistal de um implante depende da dimensão mesiodistal do espaço dentário disponível, da presença ou ausência de diastemas, do tamanho dos dentes em falta (se existirem), do tipo de pilar a utilizar e da proximidade das raízes vizinhas.[2]

Posição apicocoronal ou escareador

O posicionamento apical do implante é necessário para cobrir o metal do implante e do pilar. Este posicionamento pode exigir o rebaixamento do local da osteotomia. Até que ponto e como isto é feito depende em parte do desenho da cabeça do implante. A extensão do rebaixamento necessário depende, em parte, do diâmetro do implante. Quanto mais largo for o implante, menos espaço é necessário para criar um perfil de emergência gradual. Nestes casos, é necessário um menor rebaixamento. [109](Fig. 36)

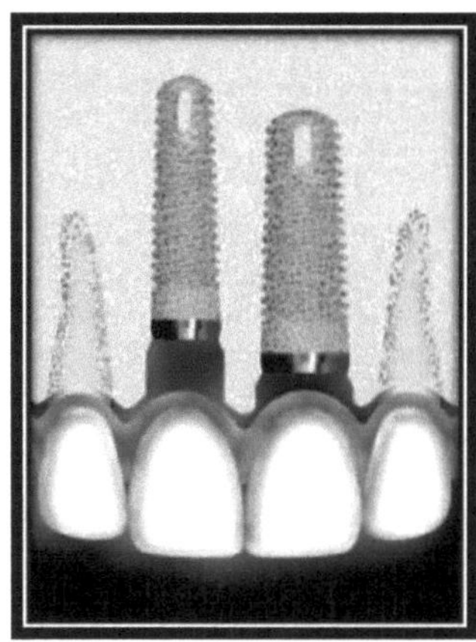

A Fig. 36 mostra que os implantes mais largos requerem um menor posicionamento apical.

A distância entre a plataforma e a margem da mucosa é por vezes referida como "*folga*". O escareador deve proporcionar uma folga suficiente para criar uma transição gradual entre a plataforma do implante e o contorno da restauração (ou seja, o perfil de emergência). É necessária uma folga variável para compensar uma plataforma de implante que é frequentemente mais pequena em diâmetro do que o colo do dente sobre o qual assenta. substituído. Sem uma colocação apical para compensar a diferença de diâmetro, a transição do implante para o dente pode ser abrupta.[90] (Fig. 37)

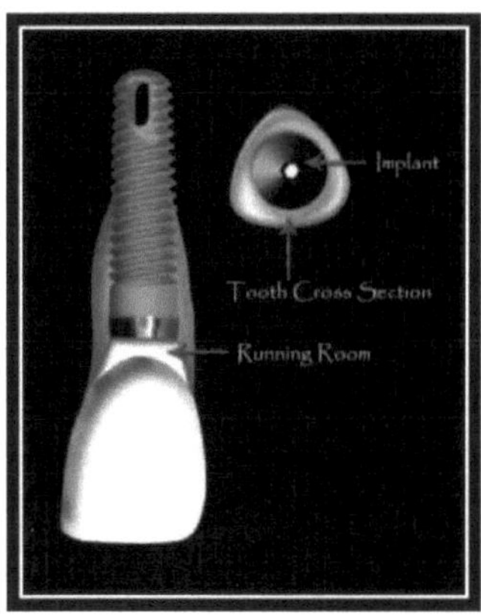

A Fig. 37 mostra a diferença na secção transversal entre o implante e o dente natural, bem como o espaço de rodagem

"Quanto mais apicalmente o implante for colocado, melhor será o perfil de emergência".[122]

Um posicionamento mais apical da interface implante-pilar significa uma maior perda de osso da crista para o estabelecimento da largura biológica peri-implantar. É geralmente reconhecido que o osso da crista é restaurado 1,5 mm apicalmente à interface implante-pilar. Esta distância é também designada por microgap. A posição apicocoronal do implante deve estabelecer um equilíbrio entre a saúde e a estética.[90]
O zénite gengival dos dentes naturais vizinhos é considerado o marco ou referência para o posicionamento apico-incisal do implante. Por conseguinte, por várias razões, recomenda-se que a posição da cabeça do implante seja relacionada com uma linha que ligue o zénite gengival da dentição natural residual vizinha e não com uma linha que ligue a JCE ou a crista do rebordo. Assim, o zénite gengival não é um ponto de referência estático; por vezes, desloca-se apicalmente, como no caso de recessão gengival, uma vez que representa o nível real da margem clínica do tecido mole no momento da colocação do implante. Em contraste, a JCE é um ponto de referência estático constante. Segue um curso arqueado uniformemente fixo ao longo da superfície da raiz. Também segue um curso ondulado que sobe e desce nas margens vestibular e interproximal. Esta linha ondulada não se move quando ocorre uma recessão gengival e, por conseguinte, não permite um posicionamento apico-incisal ótimo no caso de recessão gengival e nos casos em que um implante é colocado em margens de tecido mole desequilibradas.[2] (Fig. 38)

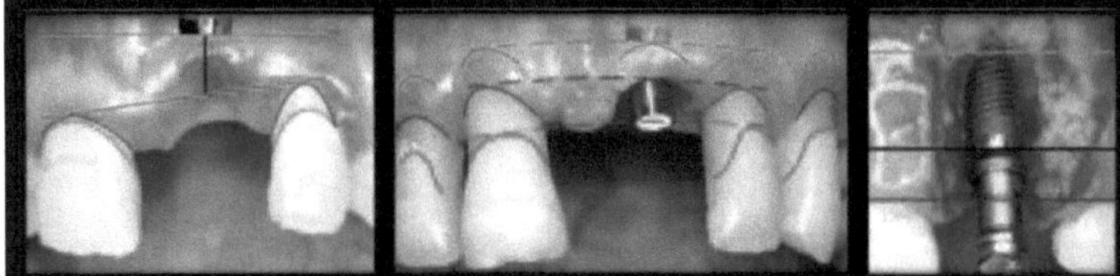

A Fig. 38 mostra a colocação do implante em relação ao zénite gengival

A crista do rebordo não é um ponto de referência ideal para medir a cabeça do implante, uma vez que por vezes varia em altura devido à natureza da reabsorção óssea. Por outras palavras: Em muitos casos, a caixa óssea não é um ponto de referência ideal. A espessura do tecido mole sobrejacente também pode variar, o que pode levar a medições imprevisíveis e variáveis se o rebordo alveolar tiver sofrido um processo de reabsorção óssea vertical e a cabeça do implante acabar por ficar acima do nível ósseo. Por conseguinte, a crista óssea não deve ser utilizada como ponto de medição de referência.[2] (Fig. 39)

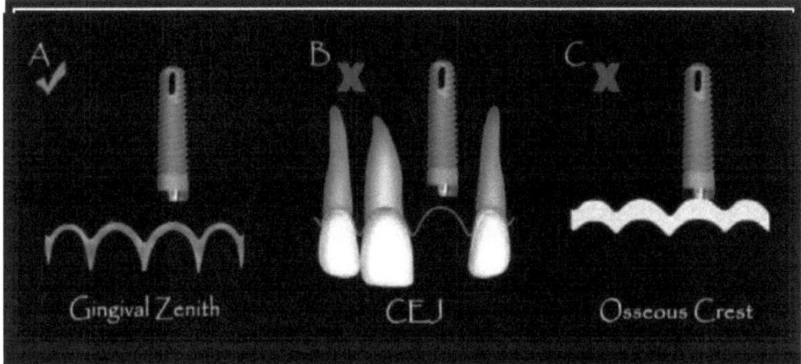

A figura 39 mostra três opções de posicionamento diferentes

O perfil de emergência e a localização do microgap são os dois parâmetros mais importantes que afectam a saúde e a estética. Em geral, existe uma relação inversa entre estes dois parâmetros. Quanto mais apical for colocado o implante, mais estética será a restauração (e menos saudável será o tecido). O rebaixamento excessivo do implante pode levar à formação de pires, ou seja, à perda óssea vertical e horizontal circunferencial indesejável da crista e à subsequente recessão gengival após a carga. Por outro lado, a colocação superficial do implante pode resultar em margens metálicas visíveis ou reflexos ópticos e numa restauração comprometida sem um perfil de emergência gradual e agradável.[123]

Uma consideração final diz respeito ao potencial de crescimento adicional do maxilar. Tem sido sugerido que os implantes não devem ser colocados antes dos 15 anos de idade nas mulheres e dos 18 anos nos homens, para evitar potenciais problemas decorrentes de um maior crescimento do esqueleto.[124]

Angulação do implante

A angulação do implante pode ser descrita como a linha imaginária através da qual o acesso do parafuso atravessa a coroa. Mesmo que este ângulo seja corrigido com um pilar angulado, esta linha continua a atravessar a coroa na angulação original. Um implante posicionado na posição óptima vestibulolingual-mesiodistal tem uma angulação em que o parafuso atravessa a restauração no bordo incisal.[123]

A posição labiopalatina do implante no rebordo alveolar influencia o ponto de emergência da restauração suportada por implantes, bem como as suas margens de contorno e o perfil da restauração final. Em geral, é desejável um perfil de emergência adequado, tanto por razões estéticas como higiénicas. Por conseguinte, o contorno vestibular da cabeça do implante deve emergir da mesma forma que o dos dentes naturais vizinhos.[2]

Considerações clínicas, tais como a presença de uma placa cortical vestibular fina, podem fazer com que o implante seja angulado de modo a que o parafuso atravesse a restauração desde o bordo vestibular até ao bordo incisal. Vários fabricantes desenvolveram pilares de implantes que podem compensar até 25° de angulação ideal sem a necessidade de pilares personalizados.[125]
A colocação exacta do labiopalatal pode ser conseguida deixando 1 mm de osso labial intacto
cobrindo a superfície do implante.[126] (Fig. 40)

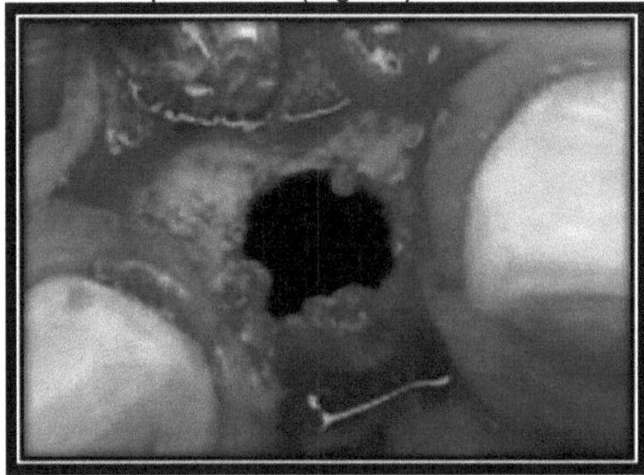

A Fig. 40 mostra 1 mm de osso labial intacto a cobrir a superfície do implante [127]Em situações de osso perfeito, o implante deve ser colocado tão próximo do contorno vestibular quanto o volume do osso disponível o permitir, mantendo uma distância de 1,5 mm da margem vestibular do osso. Se a dimensão labiopalatina do osso for inferior a 6 mm, pode ser utilizado um implante de menor diâmetro. [109]A largura insuficiente do osso pode ser tratada com vários métodos; podem ser utilizados dilatadores ósseos e métodos de divisão óssea para aumentar ou expandir a quantidade de osso disponível em conformidade. Um implante colocado incorretamente pode violar a integridade da tábua óssea vestibular, levando à fenestração ou deiscência do osso e, consequentemente, a uma restauração final implanto-suportada com margens volumosas e demasiado contornadas. Esta situação é clinicamente impossível de corrigir, mesmo quando são utilizados pilares angulados. Os pilares angulados podem até piorar a situação, uma vez que o seu colar gengival metálico pode potencialmente deslocar o tecido mole para vestibular, levando à recessão do tecido mole ou a uma gengiva acinzentada e descolorida ao nível da emergência.[2]
A angulação do implante é influenciada por muitos factores: a angulação do processo alveolar disponível, a oclusão existente, a precisão da guia cirúrgica e o tipo de protocolo de colocação do implante (colocação imediata ou retardada do implante). O pilar final pode influenciar o posicionamento labiopalatino do implante e a sua angulação. O pilar final e a restauração devem ser determinados antes da colocação do implante. Existem dois tipos principais de pilares definitivos - pilares aparafusados e pilares cimentados. A escolha do posicionamento da fixação do implante depende do espaço necessário para a acessibilidade do pilar.[2]

Pilar aparafusado

Este pilar consistia num componente fundível que era fixado à plataforma do implante com o mecanismo anti-rotação desengatado para unidades múltiplas ou engatado com o mecanismo anti-rotação da plataforma do implante para uma restauração de implante único. Este desenho de prótese tem sido defendido tanto para implantes anteriores como posteriores, mas quando utilizado para implantes anteriores, requer a angulação do implante para facilitar o acesso ao parafuso; por conseguinte, a plataforma do implante é colocada lingualmente na posição ideal.[125]

Pilar cimentado

A restauração cimentada é constituída por uma prótese de duas peças, um pilar e uma coroa; o implante é inclinado de modo a que o eixo longitudinal do implante fique alinhado com o bordo incisal pretendido da restauração.[123]

O implante pode ser posicionado de forma ideal sem a necessidade de acesso ao parafuso, permitindo a criação do perfil de emergência desejado. Existem poucas preocupações associadas a este desenho. Se o profissional utilizar um cimento provisório, este pode ser lavado e a coroa pode soltar-se. Nalguns casos, foi relatada a perda de coroas soltas. A colocação de uma restauração deste tipo não é necessariamente uma tarefa simples. Poucos minutos após o afrouxamento da coroa e a sua deslocação subsequente, o tecido peri-implantar em redor da coroa colapsa.

O pilar, o que torna a re-cimentação um procedimento moroso. Uma solução possível é utilizar um cimento permanente depois de o parafuso ter sido corretamente apertado.[125] (Fig. 41)

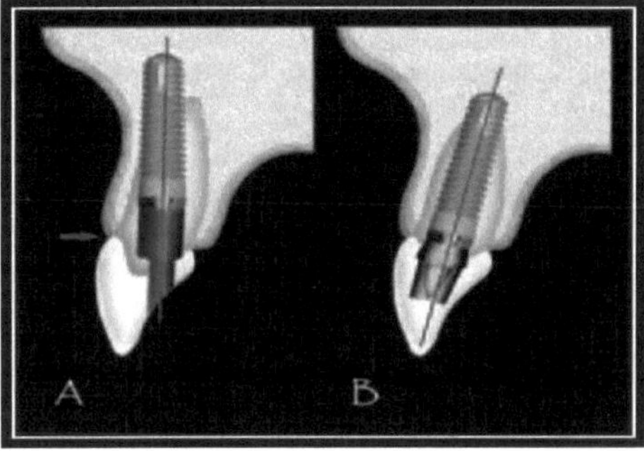

Fig. 41 **A-** mostra o posicionamento do eixo longo do suporte do implante quando se utiliza um
pilar cimentado **B-** mostra o posicionamento do eixo longo do suporte do implante quando se utiliza um
pilar aparafusado
pilar aparafusado

CAPÍTULO 7 TERAPIA COM IMPLANTES IMEDIATOS

As elevadas taxas de sucesso clínico dos implantes em situações normais levaram a esforços para melhorar o sucesso estético, especialmente para implantes colocados em situações estéticas mais exigentes. Uma dessas melhorias é o procedimento de substituição imediata de dentes com implantes dentários em alvéolos de extração recentes.[2]

Embora os primeiros procedimentos clínicos para a colocação de implantes imediatamente após a remoção do dente tenham sido descritos há muito tempo, os pormenores destas abordagens clínicas só recentemente foram investigados em profundidade.[128]

Vantagens da implantação imediata

1. Poupança de tempo
2. Preservação do rebordo alveolar, evitando a reabsorção óssea após a extração, de modo a manter a largura e altura originais do rebordo alveolar.
3. Redução das intervenções cirúrgicas e da duração do tratamento.
4. Proporciona melhores resultados estéticos.
5. Uma vez que o implante pode ser inserido de acordo com a angulação natural do dente existente, a possibilidade de lesão dos pontos de referência anatómicos é minimizada.
6. Isto também limita a reabsorção óssea após a perfuração, reduzindo assim a geração de calor, o que, por sua vez, favorece a estabilidade dos tecidos moles marginais à volta das restaurações suportadas por implantes.
7. Proporciona um efeito psicológico positivo no paciente
8. Oferece taxas de sucesso bem documentadas na literatura; os resultados são equivalentes aos dos tipos de implantação retardada.[2]

Considerações clínicas antes de selecionar um implante imediato

(1) Topografia óssea,
(2) Nível da crista e do osso interproximal,
(3) Linha sorridente,
(4) Estado do tecido gengival,
(5) Estado patológico e morfológico dos processos alveolares,
(6) Biótipo do tecido mole,
(7) A necessidade de preservar a papila interdentária,
(8) A necessidade de evitar a reabsorção do rebordo alveolar, e
(9) Exigências dos doentes.[2]

Factores que influenciam o sucesso da terapia com implantes imediatos.

(1) Ausência de infeção ativa evidente,
(2) Boa ancoragem mecânica e estabilidade primária da fixação do implante no
Alvéolo alveolar,
(3) Remoção atraumática do dente que já não pode ser salvo,
(4) Preservação da placa labial do osso,
(5) Utilizar o desenho de implante adequado que corresponda à configuração da haste,

(6) Posição correta do implante em termos de angulação e posição.[2]

PROCEDIMENTO -

- A *extração atraumática* do dente inviável é realizada intra-operatoriamente. A remoção cuidadosa do dente do alvéolo é extremamente importante e a preservação da placa labial torna-se uma prioridade. O mínimo de deslocamentos vestibulolinguais, movimentos manuais controlados e o uso de periótomos para romper a membrana periodontal são todas as precauções que devem ser tomadas para remover o dente, preservando a tábua óssea vestibular.[2] (Fig. 42)

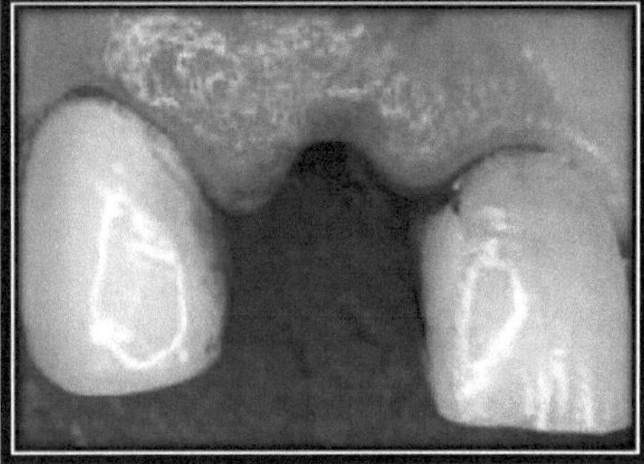

A Fig. 42 mostra a extração atraumática do dente

- Após a remoção do dente, a posição da placa vestibular é explorada com uma cureta ou um explorador e a sua integridade é confirmada. Após a *curetagem* e a limpeza do *alvéolo*, é efectuada uma perfuração para colocar o implante pelo menos 3 mm para além do ápice do alvéolo para permitir a estabilização primária. A estabilidade do implante pode ser verificada através da análise da frequência de ressonância. Neste método, é colocado um transdutor eletrónico com um parafuso de retenção na cabeça do implante ou no pilar protético e é passada uma corrente de baixa tensão através do transdutor. A corrente não é sentida pelo paciente. A resistência do osso circundante ao transdutor é registada num computador. As medições originais da investigação foram efectuadas em Hertz. As medições em Hertz são calibradas para cada transdutor e convertidas pelo computador em unidades do quociente de estabilidade do implante. As medições são então registadas como valores do quociente de estabilidade do implante.[2]

A estabilidade do implante também pode ser confirmada pela resistência ao torque de 30 - 40 Ncm, que é um indicador da estabilidade inicial do implante. Não deve ser aplicado um binário excessivo ao implante, uma vez que isso pode retirar as roscas do implante ou exercer uma compressão excessiva no osso adjacente, o que pode levar à necrose óssea. O espaço resultante entre as paredes ósseas da cúpula e o encaixe do implante é então preenchido com o material substituto ósseo de eleição e coberto com uma membrana de barreira. O tecido mole é então aproximado e fechado sem tensão.[2] As caraterísticas morfológicas dos implantes podem influenciar o resultado do tratamento com implantes imediatos. Os implantes cónicos em forma de raiz são susceptíveis de oferecer um melhor manuseamento e estabilidade do que os implantes de paredes paralelas, uma vez que reduzem a possibilidade de lesão da raiz vizinha e de perfuração do osso vestibular.[2]

Na região anterior do maxilar - Evitar colocar o implante diretamente no alvéolo de extração. A colocação do implante nesta posição fará inevitavelmente com que o implante perfure a placa vestibular e ponha em risco a sobrevivência do implante ou provoque um mau resultado estético. O eixo longo do implante deve ser deslocado para palatino em relação ao eixo longo do dente extraído e ligeiramente para palatino em relação aos bordos incisais dos dentes vizinhos. A colocação palatina também permite que haja osso vestibular suficiente no corpo do implante para contrabalançar as tensões de cisalhamento. Pode ser utilizada uma guia cirúrgica fabricada com precisão para garantir a angulação e a trajetória corretas do implante proposto.[129] (Fig. 43)

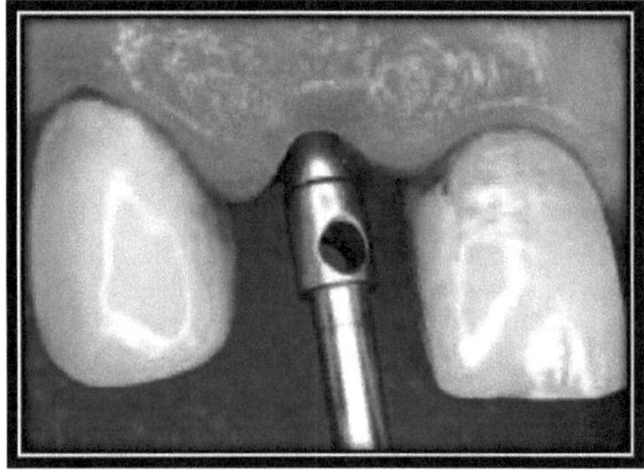

A Fig. 43 mostra uma posição centralizada da broca, tendo o cuidado de não danificar os dentes adjacentes.

Imediatamente após a colocação do implante, podem ser efectuados moldes, o que facilita o fabrico de pilares protéticos e restaurações provisórias. Os pilares e as restaurações provisórias podem ser inseridos após a cicatrização. A angulação do implante não difere significativamente da angulação da raiz do dente natural existente. Se o mesmo espaço do alvéolo for utilizado como guia na escolha de um método de implantação tardia, a perda de osso alveolar após a extração e a perda da referência da raiz resultarão numa angulação alterada ou deslocada. A utilização de pilares angulados em ambos os cenários não tem qualquer influência na sobrevivência do implante. A angulação do implante dentro do rebordo alveolar não se limita à dimensão labiopalatina, mas também pode ocorrer na direção mesiodistal (ou seja, o implante é angulado de um eixo para a mesial ou mesial).[2] (Fig. 44)

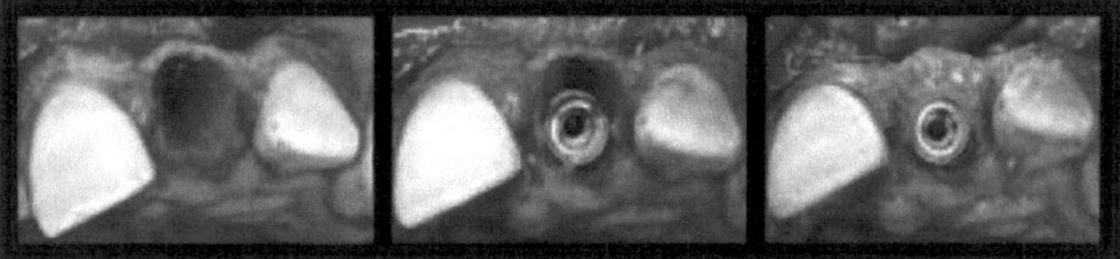

A Fig. 44 mostra a angulação do implante na haste

De acordo com um estudo realizado por Hammerle et al, os estudos radiológicos e histológicos sugerem que a cicatrização óssea dos alvéolos de extração está associada à reabsorção externa das paredes originais do alvéolo e a diferentes graus de preenchimento ósseo no interior do mesmo. Investigaram locais de implantes humanos e animais com uma dimensão de defeito horizontal (ou seja, o espaço peri-implantar) de 2 mm ou menos e concluíram que ocorreu uma cicatrização óssea espontânea e a osteointegração de implantes com uma superfície de titânio rugosa. Para defeitos superiores a 2 mm e/ou paredes do alvéolo não intactas, as técnicas que utilizam membranas de barreira e/ou materiais de suporte de membrana demonstraram ser eficazes para a regeneração óssea e a osteointegração.[128]
Todos os doentes submetidos a terapia com implantes imediatos devem seguir o mesmo protocolo de diagnóstico que para a colocação de implantes retardados padrão. Os antibióticos são benéficos quando são efectuados procedimentos de aumento. Dente atraumático

e nos casos em que a placa vestibular já não está intacta, a colocação de implantes deve ser evitada na altura da extração do dente. Em vez disso, é efectuada uma terapia de aumento em pacientes com tecido fino e recortado. A estabilidade primária dos implantes é de grande importância para o sucesso dos implantes dentários colocados imediatamente.[2]

Fecho de tecidos moles

O fecho completo do tecido mole sobre os implantes dentários pode ser um pré-requisito para o sucesso global da terapia com implantes dentários.[130] A incorporação de implantes dentários foi originalmente efectuada para proteger o substituto ósseo do ambiente oral hostil e para evitar a migração do tecido epitelial ao longo das paredes do alvéolo. Como resultado, o encerramento primário dos tecidos moles tornou-se uma rotina clínica padrão nos procedimentos de colocação imediata de implantes.[2]
Foram introduzidas muitas técnicas para conseguir o encerramento completo dos tecidos moles com resultados clínicos variáveis, quer através do descolamento e exposição dos bordos dos tecidos moles para aproximar os

bordos da ferida, quer através da utilização de um procedimento cirúrgico especializado para atingir o mesmo objetivo.[131]
O fecho completo do alvéolo durante a colocação imediata de implantes é um procedimento tecnicamente sensível que merece especial atenção. Influencia a largura, a posição e a configuração da mucosa aderente, bem como o futuro perfil de emergência.[132] Os métodos mais comuns para conseguir o fecho primário dos tecidos moles durante a colocação imediata de implantes são

- Rehrmanplastia

É o método mais preferido pelos clínicos para o encerramento primário dos tecidos moles na cavidade oral. Foi originalmente desenvolvido para fechar fístulas oroantrais e é atualmente utilizado com sucesso para o encerramento primário de tecidos moles na colocação imediata de implantes. Neste método, um retalho mucoperiosteal de espessura total é elevado através de duas incisões verticais e paralelas em cada lado do alvéolo de extração e estendido vestibularmente. O retalho é depois espelhado e novamente estendido por vestibular. É então criada uma fenda periosteal horizontal na base do retalho, após a qual podem ser efectuadas várias incisões no periósteo para alongar e libertar o retalho, se necessário. O retalho é então libertado e estendido para cobrir o alvéolo e suturado à mucosa palatina ou lingual. Este método oferece uma excelente previsibilidade.[2]
De um ponto de vista estético, esta situação não é satisfatória, uma vez que a mucosa bucal aderente se desloca da sua posição original na crista, perdendo assim a sua continuidade.[2] (Fig. 45)

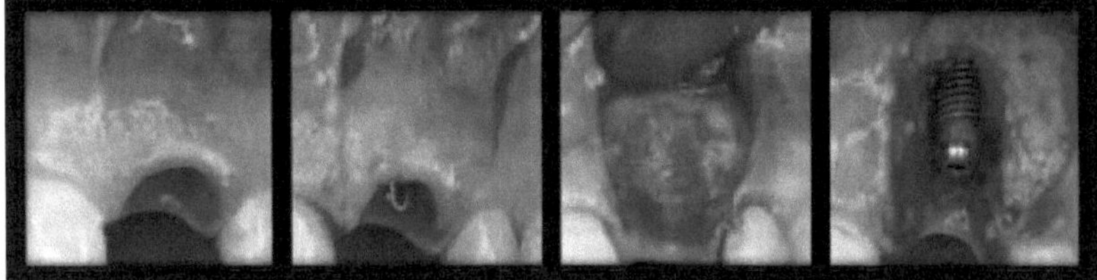

A Fig. 45 mostra o procedimento de Rehrmanplastia

- Retalho torcido palatino

A técnica do retalho palatino torcido foi introduzida por Nemkovesky e outros. Pode ser um retalho total ou parcial; ambos tinham originalmente como objetivo conseguir o encerramento primário sobre um implante imediato sem modificar ou alterar o contorno bucal da mucosa queratinizada, que pode ser crítico para o resultado estético final das próteses suportadas por implantes. O desenho do retalho preserva uma quantidade máxima de tecido mole, incluindo as papilas interdentárias. [2]

- Trapo torcido Bukkal

Em 1990, Becker desenvolveu outra solução clínica para conseguir o encerramento dos tecidos moles sobre implantes colocados imediatamente. A técnica do retalho vestibular torcido foi utilizada para obter um encerramento sem tensão sobre implantes dentários colocados em alvéolos recém-extraídos, conseguindo assim um encerramento dos tecidos moles sem criar discrepâncias mucogengivais labiais. No entanto, o procedimento requer competências cirúrgicas avançadas no manuseamento de tecidos moles.[2]

- Retalho em ilha pedicular

Proporciona um encerramento previsível do alvéolo cirúrgico e alcança um excelente resultado estético pós-operatório. A técnica do retalho em ilha pedicular pode ser de grande ajuda no encerramento de tecidos moles em condições críticas, tais como enxertos ósseos expostos ou quando existe o risco de perda da banda de tecido queratinizado. O método oferece uma maior previsibilidade em tais condições, uma vez que proporciona um fornecimento de sangue previsível ao retalho.[2] - Instalação de implantes sem retalho

Recentemente, a técnica de colocação de implantes sem retalho tem vindo a ser cada vez mais utilizada, uma vez que oferece várias vantagens clínicas; no entanto, esta técnica requer uma gestão clínica rigorosa e cuidadosa para alcançar um resultado de tratamento ótimo.[2]

Vários factores são considerados desvantajosos para este método de tratamento, incluindo a falta de visibilidade direta, uma vez que se trata de uma técnica cirúrgica cega, a dificuldade em avaliar os defeitos ósseos labiais existentes no momento da colocação do implante, a necessidade absoluta de uma tomografia axial ou de uma TAC para a avaliação pré-operatória da topografia óssea, o que, em muitos casos, pode aumentar o custo do tratamento, e a capacidade limitada de aumentar os locais dos implantes devido à falta de visibilidade.[2]

A utilização de uma abordagem sem retalho para a colocação imediata e tardia de implantes dentários no rebordo alveolar tem sido referida na literatura para preservar os contornos naturais dos tecidos moles, reduzir a hemorragia intra-operatória, reduzir o desconforto pós-operatório do paciente, preservar a integridade do rebordo alveolar e evitar traumas adicionais nos tecidos moles através da elevação de um retalho mucoperiosteal.[133]

Na colocação imediata de implantes, o procedimento clínico para a técnica de inserção sem retalho começa com uma extração atraumática dos dentes que não merecem ser preservados (Fig. 46).

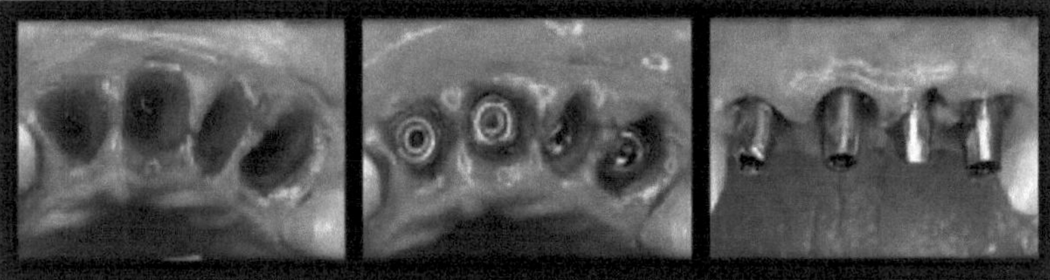

A Fig. 46 mostra alvéolos vazios após a extração. Quatro implantes cónicos com válvula de parafuso após a inserção. Os pilares provisórios são ligados para a utilização de uma prótese provisória

A perfuração é então efectuada através de um modelo de perfuração utilizando um dedo guia colocado bucalmente para evitar a perfuração da tábua óssea vestibular. As lascas de osso autógeno são removidas dos canais de perfuração e colocadas de novo na área cirúrgica em redor do suporte do implante para preencher quaisquer espaços. Finalmente, os bordos da ferida são aproximados e podem ser suturados.[2] (Fig. 47)

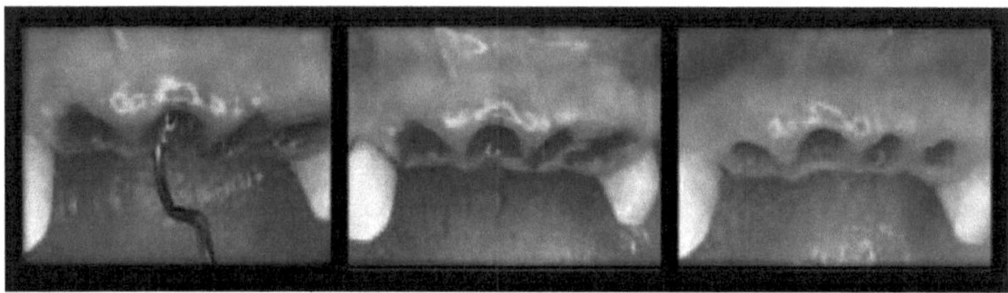

A Fig. 47 mostra que a placa labial é verificada quanto à sua integridade antes da colocação do implante.
Estado das margens gengivais e altura papilar estabilizada

Esta abordagem é utilizada para evitar complicações nos tecidos moles, incluindo recessões pós-operatórias. Também ajuda a simplificar a cirurgia de implantes, tanto para o doente como para o médico, uma vez que a obtenção da oclusão primária na colocação imediata de implantes é por vezes considerada difícil. Na colocação tardia de implantes, em que a gengiva é perfurada para expor o osso para o procedimento de perfuração e colocação do implante, a técnica sem retalho pode ajudar a obter resultados estéticos aceitáveis e a reduzir as complicações pós-operatórias. Um retalho palatino conservador pode ser refletido durante a colocação do implante, o que pode revelar a condição da tábua óssea labial. Pode ser visualizada através do lado palatino num ângulo de 45 graus em relação ao plano oclusal. Esta abordagem palatina modificada aumenta a previsibilidade ao ajudar a detetar um defeito ósseo vestibular antes da colocação do implante.[2] (Fig. 48)

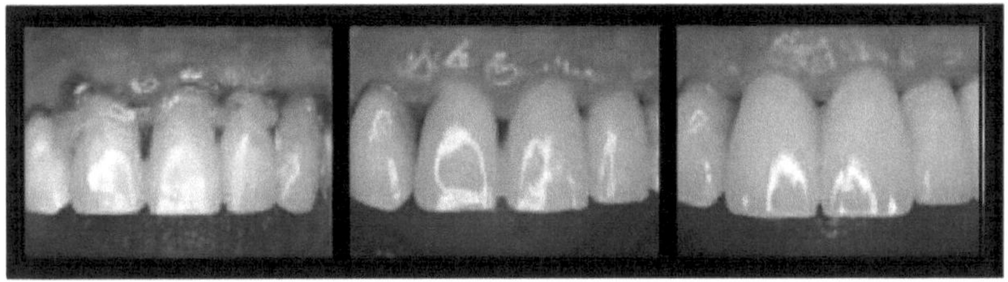

A Fig. 48 mostra próteses provisórias inseridas com pomada de corticosteroide para
permitir a cicatrização do tecido mole

.

A abordagem sem retalho continua a ser um procedimento cirúrgico cego que deve ser abordado com precaução e apenas realizado por clínicos experientes e competentes.[133]

Modelo para vedação do rodapé

Devido aos avanços significativos na implantologia dentária, foram desenvolvidos novos pilares de titânio ou cerâmica para restaurações de implantes estéticos. Além disso, foram introduzidos pilares anatómicos que imitam a morfologia do dente para obter um melhor perfil de emergência.[134]

Na segunda operação, é utilizado um formador de gengiva convencional, que é mais pequeno, de modo que o perfil do tecido mole resultante não corresponde ao perfil do tecido original, o que torna a impressão e a restauração temporária mais difíceis devido ao apertado manguito de tecido mole.[2]

Existem vários métodos para otimizar o contorno do tecido peri-implantar com uma restauração temporária imediatamente após a inserção ou exposição do implante.[135] É utilizado um novo método para melhorar o resultado estético dos implantes dentários e para estabilizar as margens dos tecidos moles. O método é utilizado quando a terapia com implantes imediatos é efectuada através da aplicação de um tipo de carga imediata, retardada ou não funcional. Este método tem como objetivo preservar os contornos naturais dos tecidos no pós-operatório e foi desenvolvido para evitar as complicações dos tecidos moles resultantes da tentativa de encerramento dos tecidos moles na primeira fase da cirurgia, após o que se observou tecido cicatricial e alteração da continuidade da mucosa. O seu objetivo é isolar o implante e o possível material de enxerto ósseo do ambiente oral durante a colocação imediata do implante, o que explica o nome "*Socket Sealing Technique*".[2]

Procedimento

Após a remoção atraumática do dente que não vale a pena preservar, a área é curetada e a placa óssea labial é verificada quanto à sua integridade. A fixação do implante é então colocada de acordo com o protocolo para a colocação estética de implantes dentários na medicina dentária estética.

zona. As cavidades entre o implante e as paredes da cúpula (se existirem) são então preenchidas com o material de substituição do enxerto ósseo preferido. É colocado um pacote de colagénio personalizado no enxerto para evitar a perda ou contaminação das partículas do enxerto durante o manuseamento; em seguida, um pilar temporário é ligado ao implante e aparado à altura necessária.[2] A resina acrílica autopolimerizável, na fase de polimerização borrachosa, é então colocada na taça e embalada à volta do pilar provisório. Pouco antes da polimerização final, é puxada para fora juntamente com o pilar provisório para evitar que o tecido seja exposto ao calor gerado pela reação de polimerização. Uma vez terminada a polimerização extra-oral, o molde é aparado e polido para remover o excesso de material, de modo a encaixar bem na cúpula e, em seguida, fixado com o parafuso de ligação do pilar provisório. Se o modelo for utilizado para um protocolo de carga de implante retardado, os bordos do modelo devem ficar nivelados com a margem gengival; se for utilizado para um protocolo de carga de implante imediato (funcional ou não funcional), pode ser colocado um pilar provisório no implante para acomodar uma coroa provisória que duplique as dimensões da base.[2] Vantagens

1. Pode impedir a migração apical do epitélio gengival para o alvéolo e para o enxerto ósseo e favorece a cicatrização do tecido no local do ligamento periodontal, uma vez que as células do ligamento periodontal só podem migrar a curtas distâncias e têm uma função semelhante à das membranas GBR.[2]

Colocação do implante

Na colocação de implantes sem retalho ou quando o dente natural é utilizado como provisório, a função e a estética imediatas podem ser necessárias em muitos casos. Por conseguinte, o médico deve ter a capacidade de aplicar protocolos de carga adequados que proporcionem uma melhoria imediata, assegurando simultaneamente o sucesso a longo prazo dos implantes dentários.[2]

Há muitos factores a ter em conta ao colocar implantes dentários, tais como

- o número de implantes utilizados,
- Qualidade e quantidade de ossos,
- a posição dos implantes inseridos,
- o tipo de próteses futuras,
- a conceção física do implante utilizado,
- o tipo de oclusão,
- o tipo de contracurva e
- em última análise, a decisão cabe ao médico[2].

A carga imediata funcional de implantes permite que os pacientes tenham função oclusal no dia da colocação do implante, enquanto a carga imediata não funcional (referida como *restauração imediata* por este grupo) envolve a colocação de uma prótese que está 1 a 2 mm abaixo do contacto oclusal.[136]

A carga precoce de implantes dentários foi definida como a restauração de implantes dentro ou fora da oclusão pelo menos 48 horas após a colocação do implante, mas num intervalo de tempo mais curto do que a cicatrização convencional.[137] A carga ou restauração imediata foi definida como a cimentação de uma restauração dentro ou fora da oclusão direta no prazo de 48 horas após a colocação cirúrgica.[2]

CAPÍTULO 8 CORRESPONDÊNCIA DE CORES EM IMPLANTOLOGIA ESTÉTICA

Os implantes dentários servem como uma base sólida e inabalável para os dentes que são colocados sobre eles. São também inseridos com a intenção de proporcionar ao paciente uma dentição sem preocupações para toda a vida. Tão importante como a funcionalidade dos implantes é a sua forma, beleza e aparência. Devem imitar a função dos dentes naturais que se destinam a substituir e também devem ser irreconhecíveis para o observador casual, misturando-se tão perfeitamente com a dentição natural do paciente que ninguém, para além do paciente e do seu dentista, sabe o "segredo" que o paciente quer guardar para si próprio.[2]

A restauração implanto-suportada da maxila na região anterior é uma das restaurações mais exigentes em medicina dentária. A perceção do sucesso ou insucesso estético baseia-se na conformidade das cores (por exemplo, valor, tonalidade, croma), forma, textura da superfície e brilho da restauração com os dos dentes naturais adjacentes. Para além disso, o sucesso ou insucesso depende do perfil de emergência - a zona de transição desde o topo do ombro do implante através do tecido mole até à área marginal. [2]

Para garantir a sobrevivência dos implantes a longo prazo, as restaurações suportadas por implantes devem cumprir três critérios interdependentes para serem consideradas esteticamente bem sucedidas.

1. Morfologia ideal dos tecidos duros e moles
2. Tipo e posição ideais do implante
3. Conhecimentos técnicos adequados que abordam problemas

específicos dos implantes.[53]

A cedência de um destes princípios básicos conduz a um resultado esteticamente inferior.

Passos para uma correspondência de cores previsível e uma comunicação de cores: abordagem em 7 passos para
Correspondência de cores bem sucedida

Os sete passos para uma combinação de cores bem sucedida são:

1. Avaliação do doente/dentista
2. Captura de imagens/análise de sombras
3. Comunicação
4. Interpretação
5. Fabrico
6. Revisão
7. Colocação da restauração.[2]

A correspondência de cores é um passo final crítico na implantologia dentária, uma vez que os implantes requerem restaurações indirectas. É descrito um protocolo passo-a-passo para a correspondência de cores que utiliza uma combinação de instrumentos de base tecnológica, técnicas convencionais (por exemplo, moldeiras de cor) e fotografias de referência, uma excelente oportunidade para uma correspondência de cores previsível que limita os novos fabricos.[2]

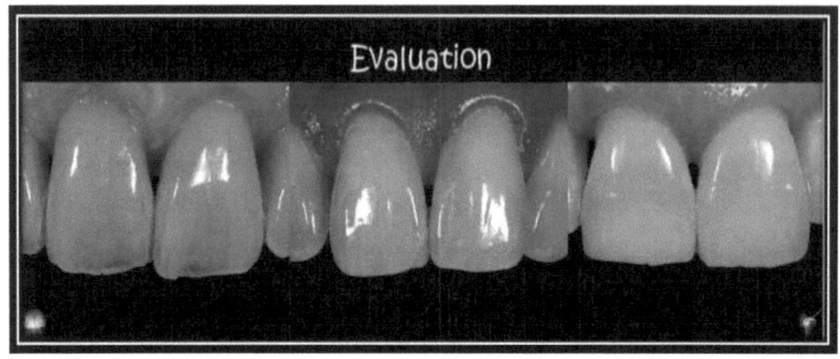

A Fig. 49 mostra a avaliação do dente

Isto tem um impacto na seleção do material, uma vez que a escolha dos materiais que podem ser utilizados para a restauração final (por exemplo, cerâmica) ou cerâmica de alta resistência baseada em CAD/CAM (como óxido de alumínio ou zircónia) determinará, em última análise, a preparação do dente e do pilar. Pode então ser criado um plano de tratamento e o dentista pode determinar a seleção do material ideal e a preparação para a restauração.[2] (Fig. 50 e Fig. 51)

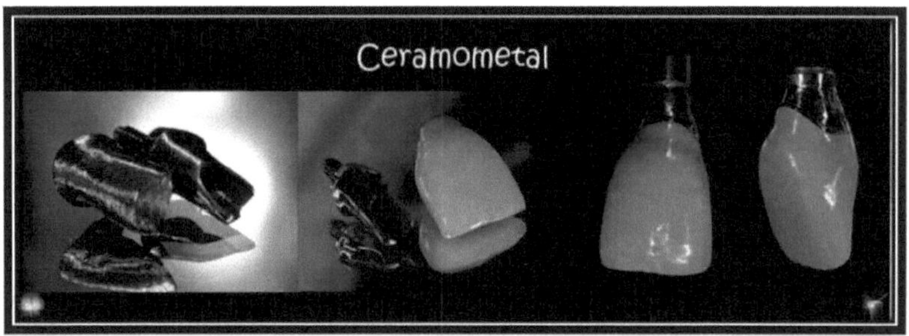

A Fig. 50 mostra que pode ser utilizada uma preparação de ombro de 135 graus (ombro biselado de 45 graus) para o pilar de implante personalizado , que requer um colar de metal leve para a restauração final cimentada .

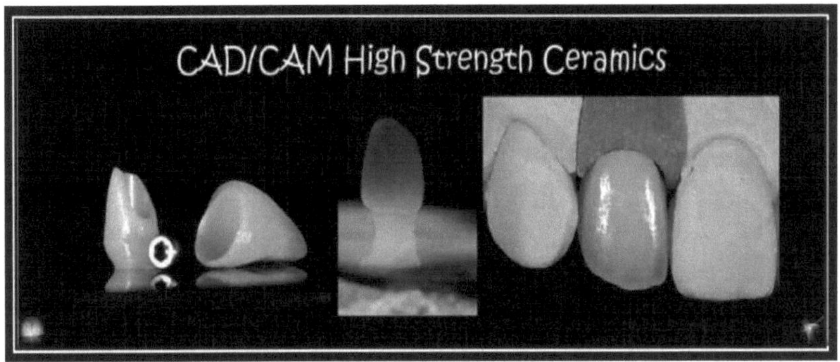

A Fig. 51 mostra que
estão disponíveis materiais CAD/CAM de alta resistência feitos de diferentes tipos de cerâmica (por exemplo, óxido de alumínio e dióxido de zircónio) que satisfazem os requisitos de resistência e estética em qualquer parte da boca
.

Etapa 2: Captura de imagens/análise de sombras

A melhor forma de analisar a tonalidade é utilizar a tecnologia (SpectroShade Micro, MHT S.P.A., Milão, Itália), uma vez que é menos afetada pelos efeitos de contraste e pelas discrepâncias visuais associadas a uma iluminação adequada. A tecnologia requer a aquisição ou a captura de imagens.[2] (Fig. 52)

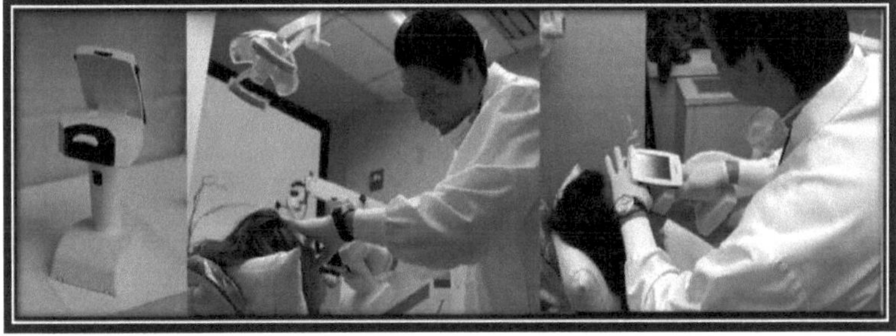

A Figura 52 mostra a utilização de espectrofotómetros portáteis, como o SpectroShade Micro System da MHT, que utiliza duas câmaras digitais e tecnologia de luz LED
para medir a cor dos dentes e permite a medição da refletividade e da translucidez dela derivada.

Quando as imagens são introduzidas na base de dados e armazenadas, podem ser analisadas quanto à cor. A tecnologia atual simplifica a análise da cor, indicando quais as tabelas de cores que o médico deve selecionar para a fotografia de referência (comunicação da cor) (Fig. 53).

A figura 53 mostra a análise da sombra com a ajuda do software

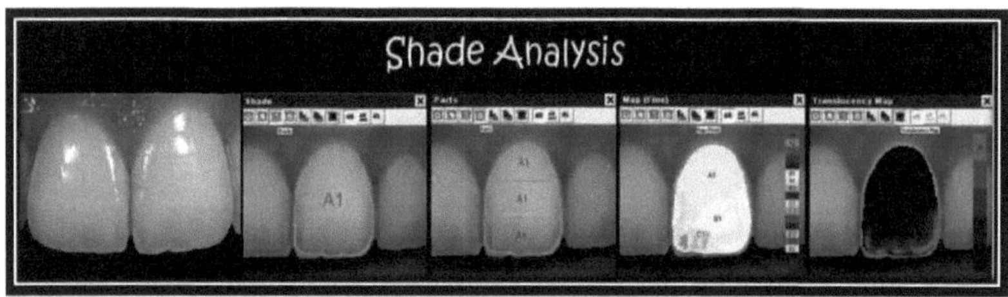

Etapa 3: Transferir a informação para um formato visual (Comunicação por sombras)

As fotografias digitais de alta qualidade são a melhor forma de transmitir os tons de cor. Com a fotografia digital, as imagens podem ser imediatamente analisadas e verificadas quanto à sua qualidade. Com suportes de armazenamento económicos, não há penalização para uma má fotografia, uma vez que esta pode ser apagada. Os efeitos especiais e a caraterização são melhor visualizados através da alteração da exposição do objeto em termos de luminosidade, ângulo de visão e orientação do flash. As tabelas de cores e as fotografias de referência devem ser utilizadas para captar ou comunicar o tom exato da cor. As tabelas de cores fornecem uma marca de referência visual e a utilização de tabelas de cores contrastantes, claras e escuras, permite ao médico determinar melhor o valor e o croma da restauração. Utilizando fotografias de referência, o técnico de laboratório pode ver melhor como os separadores de cor se comparam com a cor da dentição circundante e as alterações de valor do dente a ser adaptado. Para além disso, as fotografias a preto e branco são úteis para determinar o valor da cor, que é a variável mais importante. [2](Fig. 54)

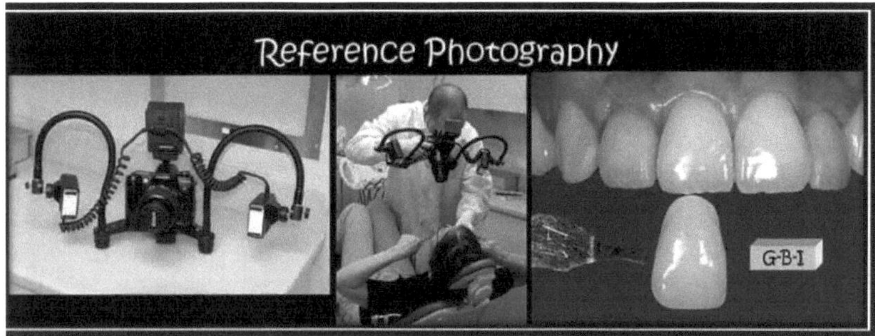

Fig. 54 Recomenda-se a utilização de um sistema de câmara digital de alta qualidade, uma vez que fornece imagens de alta qualidade para a análise das sombras.

Depois de o médico ter registado a informação sobre a cor, esta deve ser enviada para o laboratório. Isto pode ser feito de duas formas: (1) como uma impressão num CD, ou (2) por correio eletrónico. As fotografias de referência e as descrições escritas são as informações mais importantes que têm de ser enviadas para o laboratório para garantir uma comunicação de cor exacta. Todas as informações de análise podem agora ser enviadas eletronicamente.[2]

Etapa 4: Interpretar a informação sobre a cor (interpretação)

Quando o técnico de laboratório recebe a informação sobre a cor, deve interpretar todas as partes. Um relatório de carta de cores, por si só, não é suficiente; todos os materiais devem ser considerados ao interpretar a tonalidade da cor. Para o técnico de laboratório, a fotografia de referência equivale a uma melhor compreensão da seleção da carta de cores e da variação do valor e do croma. A carta de cores digital fornece uma representação aproximadamente exacta do valor da tonalidade (análise da cor).[2] (Fig. 55)

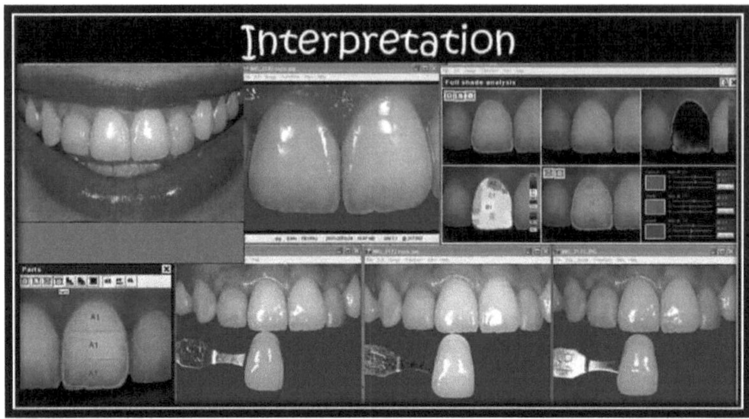

A Fig. 55 mostra fotos do dente a ser ajustado, relatórios digitais de cor e fotos de referência podem ser compilados como uma colagem para permitir uma interpretação simples da cor e uma melhor compreensão da cor
.

Etapa 5: Fabrico da restauração (Fabrico)

Depois de avaliar a cor e determinar o material mais adequado para a aplicação clínica, o técnico de laboratório fabrica a restauração utilizando uma mesa e acrescenta os pormenores necessários na fase de coloração e de glazeamento para combinar com a dentição oposta.[2] (Fig. 56)

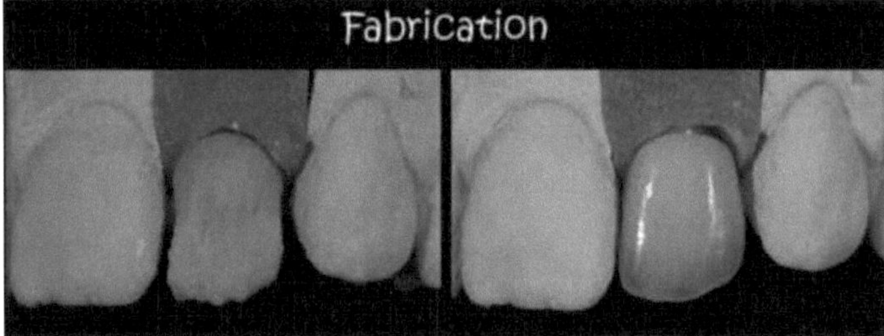

A Fig. 56 mostra o fabrico da restauração: o pó cerâmico e as cores internas são colocados em camadas e empilhados na forma, tamanho e contorno corretos para
obter o efeito ótico correto durante a cozedura.

Etapa 6: Verificar a exatidão da correspondência de cores (verificação)

O controlo da coloração é uma das fases mais importantes do tratamento. Deve ser sempre efectuado no laboratório pelo técnico, antes de o produto ser devolvido ao médico para ser montado e/ou colocado. O método mais simples de controlo da cor é a utilização de tabelas de cores. A utilização de um cartão cinzento a 18% como fundo também é útil para eliminar distracções no ambiente que possam causar uma má perceção da cor.[2] (Fig. 57)

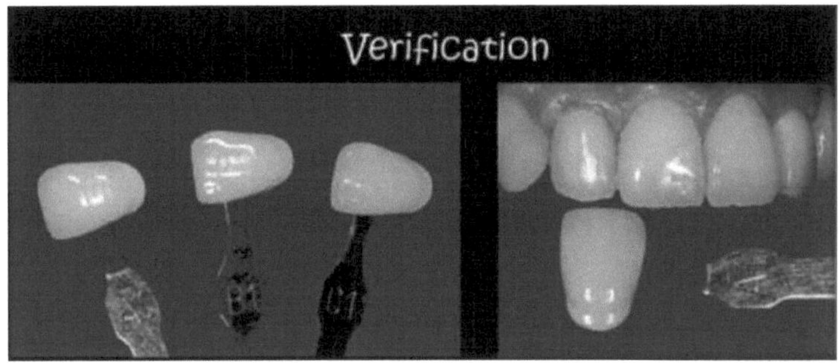

A figura 57 mostra o controlo de cor efectuado no laboratório. com um cartão cinzento a 18%. As fotografias de referência devem ser comparadas com o restauro acabado e com a tabela de cores com um cartão cinzento a 18%

Etapa 7: Inserção (inserção clínica/cimentação)

A verificação final da exatidão da restauração tem lugar quando o dentista ajusta a restauração. Encaixa ou não encaixa? Se a restauração não se ajustar, isso deve ser um problema evidente. No entanto, a utilização deste protocolo deve reduzir significativamente o número de retoques. Se a restauração não corresponder, os passos 2-6 devem ser repetidos. As fotografias de referência devem ser tiradas com a nova restauração e usadas em conformidade.[2] (Fig. 58)

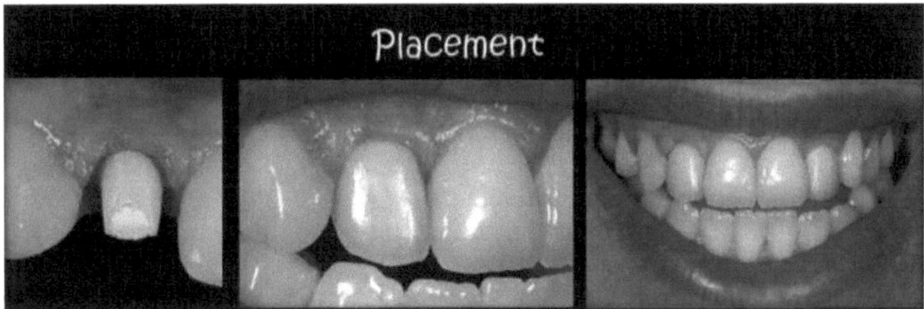

A Fig. 58 mostra a colocação da restauração final

CAPÍTULO 9 ENGENHARIA DE TECIDOS

O termo *engenharia de tecidos* foi definido na primeira edição da revista *Tissue Engineering* em 1995 como "a utilização de materiais biológicos e/ou sintéticos em conjunto com
com células para criar substitutos biológicos que sirvam como substitutos funcionais de tecidos".[138]
A engenharia de tecidos é um domínio interdisciplinar que aplica os princípios da engenharia e das biociências ao desenvolvimento de substitutos biológicos que restauram, mantêm ou melhoram a função dos tecidos.[139]
A engenharia de tecidos situa-se na interface entre a indústria dos implantes médicos e a revolução biológica. Este sector está prestes a ser revolucionado pelos avanços contínuos da biologia molecular e celular. Os recentes avanços tecnológicos na biologia molecular e celular, que conduzem a grandes volumes de dados, combinados com a bioinformática (um novo domínio centrado na aquisição e no tratamento de dados biológicos) estão a conduzir a grandes avanços no conhecimento e na compreensão da biologia. Estes avanços conduzirão à próxima geração de implantes e terapias médicas. Enquanto a maioria dos implantes até à data tem sido estrutural e inerte, os produtos futuros serão muito mais orientados para a biologia, aproveitando e mobilizando o poder biológico inerente ao nosso corpo.[2]
O principal objetivo de todas as abordagens de engenharia de tecidos é restaurar a função através da introdução de elementos vivos que são integrados no doente. Embora algumas técnicas de regeneração tecidular guiada (RTG) se baseiem apenas em matrizes e outras abordagens se baseiem apenas em células, a maioria dos investigadores de engenharia de tecidos utiliza células em combinação com matrizes para conseguir a formação de novos tecidos.[139]
As fontes de células para implantação incluem células autólogas do doente, células alogénicas de um dador humano que não seja imunologicamente idêntico ao doente e células xenogénicas de outra espécie. Cada categoria pode ainda ser diferenciada consoante se trate de células estaminais adultas ou embrionárias (capazes de auto-renovação e diferenciação numa variedade de linhagens celulares) ou de uma mistura de células diferenciadas em várias fases de maturação (incluindo células estaminais e progenitoras raras). Uma fonte de células autólogas é a mais desejável, uma vez que elimina as complicações associadas à rejeição imunitária de tecidos alogénicos e xenogénicos.[140]
As células estaminais dos dentes decíduos humanos (SHED) podem ser utilizadas para regenerar o osso e corrigir defeitos craniofaciais. Tanto os estudos in vitro como a investigação in vivo em modelos animais demonstraram que as células estaminais adultas derivadas de dentes podem ser utilizadas para regenerar raízes dentárias na presença de factores de crescimento adequados e de um suporte biocompatível. A terapia regenerativa é menos invasiva do que a implantação cirúrgica, e os primeiros estudos em animais sugerem resultados comparáveis em termos de resistência e função do implante biológico em comparação com um implante dentário convencional. As SHED são capazes de uma proliferação extensiva e de uma diferenciação multipotente, o que as torna uma fonte importante de células estaminais para a regeneração e reparação de defeitos craniofaciais, perda de dentes e regeneração óssea[.[141]
Engenharia de tecidos do osso

O osso é um tecido dinâmico, altamente vascularizado, com uma capacidade única de cicatrização e remodelação sem deixar cicatriz.[142]

Estas propriedades e a sua capacidade de mobilizar rapidamente os minerais em resposta às necessidades metabólicas fazem do osso o material inteligente por excelência. A sua principal função é fornecer suporte estrutural para o corpo. Além disso, o esqueleto serve também de armazém de minerais, suporta a contração muscular que leva ao movimento, resiste ao stress e protege os órgãos internos.[143]

O enxerto ósseo autólogo, ou seja, o osso retirado de outra parte do corpo do doente, tem sido o padrão de ouro para a substituição óssea durante muitos anos.[144]

Os enxertos deste tipo são osteocondutores (fornecem um suporte sobre o qual as células ósseas podem proliferar), osteoindutores (induzem a proliferação de células indiferenciadas e a sua diferenciação em osteoblastos) e osteogénicos (fornecem um reservatório de células estaminais e progenitoras do esqueleto que podem formar novo osso) e, por conseguinte, oferecem uma série de propriedades favoráveis.[2] O fornecimento disponível de osso autólogo é limitado e a colheita de osso autólogo é dolorosa e está associada a um risco de infeção e morbilidade no local do dador. Por conseguinte, tornou-se necessário desenvolver técnicas alternativas para ultrapassar estas desvantagens.[145]

A engenharia de tecidos ósseos oferece uma nova tecnologia que tem como objetivo ultrapassar estas limitações. O transplante de células osteogénicas para sistemas de suporte adequados é uma nova abordagem promissora para melhorar ainda mais o processo de formação e remodelação óssea. Por conseguinte, estes ensaios devem centrar-se na interação sinérgica destes dois intervenientes fundamentais.[2]

As caraterísticas de uma fonte de células ideal incluem: ausência de imunorejeição, ausência de doença do enxerto contra o hospedeiro, ausência de tumorigenicidade, disponibilidade imediata, disponibilidade em quantidades adequadas, taxa de proliferação celular controlada, potencial osteogénico previsível e consistente e integração controlada no tecido circundante.[146]

A osteogénese e a condrogénese induzidas por células são altamente dependentes do suporte do substrato que proporciona um ambiente favorável no qual as células ósseas podem migrar, proliferar, diferenciar-se e depositar matriz óssea (ou seja, osteocondução).[147]

O segundo ponto crítico no desenvolvimento de um *substituto ósseo biotecnológico transplantável* é a procura de um material de transporte adequado. Esse material de suporte deve ter aspectos bioquímicos (ou seja, moléculas da matriz extracelular), físico-químicos (por exemplo, energia livre de superfície, carga, hidrofobicidade) e geométricos específicos (por exemplo, 3D, porosidade interligada).[2]

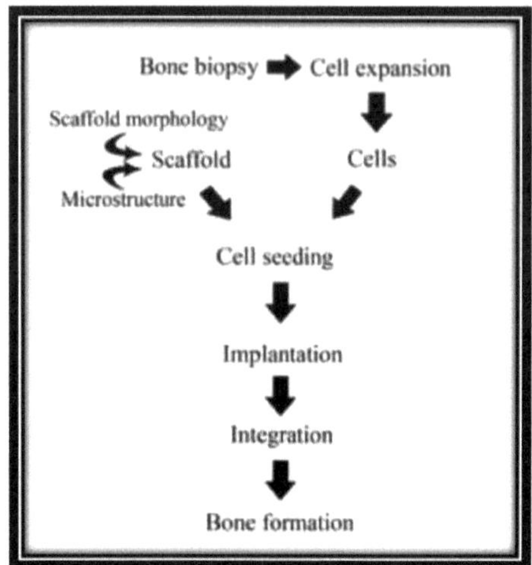

Engenharia de tecidos em cirurgia maxilofacial

Até à data, as próteses dentárias artificiais tinham limitações consideráveis em termos de função e estética em comparação com os tecidos naturais originais. As pontes e as dentaduras são utilizadas na medicina dentária há séculos, mas requerem uma manutenção regular ou mesmo a sua substituição após algum tempo devido ao desgaste ou à perda de adaptação.[148]
No campo da reconstrução maxilofacial, o enxerto ósseo autólogo continua a ser o método mais popular para o tratamento de defeitos ósseos extensos. Nas últimas duas décadas, foram desenvolvidos conceitos de tratamento que representam uma alternativa aos enxertos ósseos autólogos para a reconstrução maxilofacial e, em particular, foram exploradas novas formas de aumentar o seio maxilar para a colocação de implantes dentários.[2]

Estudos clínicos iniciais postularam que os procedimentos de aumento ósseo no maxilar antes da colocação de implantes, que se baseiam em conceitos de engenharia de tecidos, oferecem vantagens consideráveis em comparação com aloenxertos e autoenxertos convencionais.[149]
A escolha do material de suporte é um passo crucial no desenvolvimento de uma construção óssea transplantável e com engenharia de tecidos. Nos últimos 30 anos, foi proposta uma variedade de biomateriais como suportes ideais para o crescimento celular, mas apenas alguns provaram a sua eficácia clínica.[2]
Existem certos critérios para um quadro de ossos técnicos

1. Biocompatível, ou seja, não imunogénico e não tóxico;

2. Absorvíveis (com taxas de reabsorção correspondentes às da formação óssea);
3. De preferência radiolucente (para que o novo osso possa ser diferenciado radiograficamente)
4. Do implante);
5. Osteocondutor;
6. fáceis de produzir e esterilizar; e

7. Manuseamento fácil no bloco operatório, de preferência sem medidas preparatórias (para limitar o risco de infeção).[2]

A hidroxiapatite (HA), Ca10(PO4)6(OH)2, é um dos candidatos mais promissores como suporte adequado para a regeneração do tecido ósseo na região maxilofacial devido à sua excelente biocompatibilidade e bioatividade. As propriedades cristalográficas e químicas da HA são muito semelhantes às do osso, e o facto de a HA ser capaz de se ligar diretamente ao tecido e promover o crescimento do tecido torna-a um material amplamente utilizado em aplicações ortopédicas e ortodônticas.[150]

Transplante do seio maxilar com material de formação óssea obtido a partir de algas marinhas

O AlgiPore®/C GRAFTTM/AlgOss® (ACA) é um produto natural sintetizado a partir de duas algas vermelhas marinhas renováveis, *a Corallina officinalis* e *a Amphiroa ephredra*. O material das algas é desproteinizado por pirólise, através da qual os tufos de algas (caules) se decompõem em grânulos e o material orgânico é convertido de carbonato de cálcio em HA.[1] (Fig. 59)

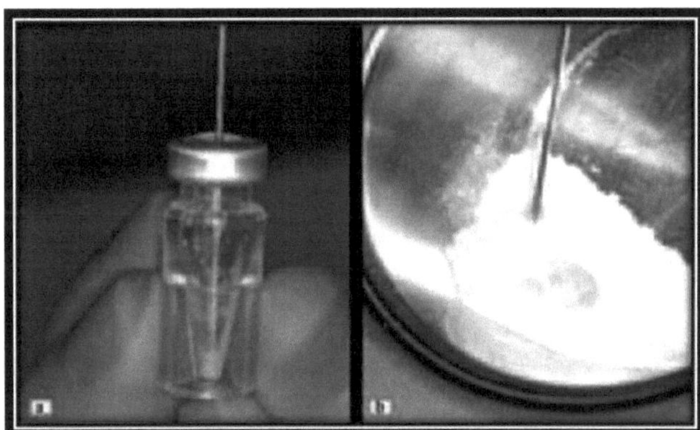

A Fig. 59 mostra o AlgiPore/C GRAFT

Este material combina as propriedades desejadas para um material de substituição óssea de uma forma vantajosa. O ACA tem uma porosidade interligada, tipo favo de mel, que permite uma osteocondução eficiente e uma rápida formação de novo osso. A estrutura de poros altamente absorvente do ACA garante a moldabilidade, o manuseamento fácil e a estabilidade no local do implante.[1] Os exames histológicos do ACA mostram uma reabsorção quase completa do material com substituição simultânea por osso novo no espaço de dois a três anos. Este processo é comummente *designado* por *substituição gradual*.[151]
Os osteoblastos derivados do periósteo numa matriz adequada podem formar osso lamelar no prazo de três a cinco meses após o transplante e proporcionar uma base fiável para a colocação simultânea ou secundária de implantes dentários. Embora os resultados a longo prazo ainda não estejam disponíveis, o método de aumento do alvéolo atrófico da maxila com osso de engenharia de tecidos oferece um grande potencial para a cirurgia craniomaxilofacial e para procedimentos de reconstrução óssea noutras partes do esqueleto. A investigação futura deve debruçar-se sobre a estabilidade mecânica do osso artificial, a sua possível reabsorção e a sua aplicação em ambientes menos vascularizados.[2]

A manutenção não é apenas da responsabilidade do higienista e do implantologista, mas também do paciente. É importante perceber porque é que os pacientes perderam os dentes. Os pacientes que perderam os dentes devido a um traumatismo ou acidente são normalmente cumpridores porque não esperavam perder os dentes. Por outro lado, os pacientes que perderam os dentes devido a doença periodontal ou negligência são frequentemente mais exigentes. Uma vez que os implantes dentários exigem uma manutenção elevada, os pacientes que não são cumpridores têm de ser cuidadosamente educados e reeducados antes de decidirem submeter-se à terapia com implantes. Como o número de implantes dentários continua a aumentar, é cada vez mais importante compreender a importância dos cuidados para o sucesso dos implantes a longo prazo.[53]

Imediatamente após a operação[53]

- A higiene pós-operatória deve ser suave e cuidadosa. O tecido é sensível após a implantação, o que dificulta a higiene e o desbridamento adequados.
- A combinação de material de sutura, que pode causar formação de placa e retenção de alimentos, e o facto de os doentes evitarem os locais de cirurgia pode levar a uma má cicatrização e a uma infeção.
- As instruções para o doente podem incluir a utilização de gluconato de clorexidina, uma vez que é muito eficaz e pode matar as bactérias na boca. A clorexidina pode ser utilizada como um enxaguamento ou aplicada com cotonetes ou tufos de escova, dependendo das necessidades individuais do doente.

- A utilização de uma escova de dentes particularmente macia pode ser vantajosa.

Pós-cicatrização[53]

- Quando a cicatrização e a recuperação estiverem concluídas, deve ser introduzida e seguida uma nova rotina de higiene.
- É importante que o doente compreenda que o pilar é uma ligação entre o implante e o leito ósseo e a cavidade oral e as bactérias presentes.
- A visita ao higienista deve ter lugar semanalmente durante cerca de um mês para avaliar e educar o paciente.
- Se não for possível obter uma higiene oral adequada durante esta fase da terapia com implantes, as fases seguintes devem ser adiadas.
- Se ocorrer retenção de placa após a fixação do pilar, o tecido irá crescer demasiado para a tampa de cicatrização ou para o pilar. O doente deve compreender como este desenvolvimento é prejudicial para o sucesso do implante.
- O registo cuidadoso das recomendações e instruções, bem como da adesão e eficácia do doente, é importante para avaliar o sucesso a longo prazo de cada doente individual.

[53]**Manutenção pós-prótese** A formação é um passo importante quando se coloca uma prótese a um doente. Uma explicação exaustiva, educação e demonstração visual são fundamentais para o sucesso dos cuidados. O doente deve ser envolvido no processo através de demonstrações de rotinas de higiene oral.

- As restaurações temporárias e as próteses dentárias devem ser corretamente cuidadas em casa para evitar a formação de placa bacteriana. A adesão do paciente a cuidados domiciliários rigorosos é posta à prova durante o período de provisionalização.
- Para manter um controlo adequado da placa bacteriana, podem ser necessárias alterações e ajustes aos produtos de higiene oral e à sua utilização.
- A chamada de atenção para a higiene deve ser adaptada às necessidades do doente e garantir a saúde do tecido peri-implantar.

Ajudas para os cuidados domiciliários de pacientes com implantes[53]

- Pode ser utilizado fio dentário tufado embebido em clorexidina para uma aplicação específica no local.
- As escovas com tufos são vantajosas em áreas de difícil acesso e são mais fáceis de manobrar
-

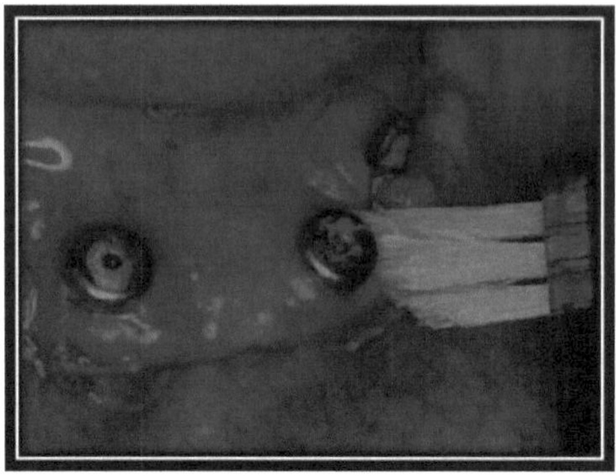

A Fig. 60 mostra a utilização de uma escova de dentes com tufos à volta de implantes dentários

- As escovas automáticas são mais fáceis de utilizar do que as escovas manuais em áreas inacessíveis ou para doentes com destreza limitada (por exemplo, doença de Parkinson) (Fig. 61).

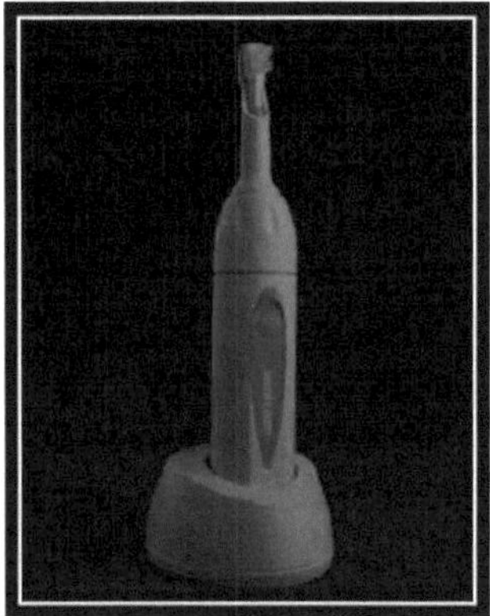

A Fig. 61 mostra uma escova de dentes eléctrica

- As escovas interdentais devem ter fios revestidos para evitar arranhar as peças de titânio. Os pacientes devem também ser instruídos para verificar e mudar a escova se houver sinais de desgaste.

- Os elixires bucais devem ser utilizados com precaução. O fluxo de água deve ser suave e a direção da irrigação deve ser através dos contactos e nunca para dentro do tecido. A utilização incorrecta pode danificar a adaptação do tecido à volta do implante e provocar bacteriemia.
- Uma escova de dentes macia ou extra macia ajuda a remover a placa bacteriana e os depósitos sem traumatizar os tecidos moles.

Após a confirmação da osteointegração e a conclusão da prótese ou restauração final, o doente é o principal responsável pelo sucesso de um implante e deve compreender a importância de comparecer às consultas de manutenção do implante de três em três meses durante o primeiro ano, para evitar infecções ou o fracasso do implante. Após um ano, o implante está rodeado por um nível maduro de osso e o intervalo entre as consultas de manutenção deve basear-se na saúde geral do doente, na avaliação do implante e nos cuidados domiciliários. O higienista ou terapeuta dentário desempenha um papel fundamental no sucesso dos implantes dentários nos pacientes, educando-os, avaliando-os e fazendo recomendações para um tratamento seguro dos implantes e cuidados domiciliários.[152]

CAPÍTULO 10 COMPLICAÇÕES DO TRATAMENTO NA ZONA ESTÉTICA

Os implantes endósseos osseointegrados são considerados uma forma segura e previsível de reabilitação que pode ser utilizada em pacientes total ou parcialmente desdentados ou que faltam apenas um dente. A taxa média de sobrevivência de implantes múltiplos é superior a 90 %[153,154,155].

A taxa de sucesso dos implantes também foi avaliada, utilizando vários critérios que mudaram ao longo do tempo.[156]

Os critérios de sucesso dos implantes em 1979 permitiam uma mobilidade de 1 mm ou menos com alguma radiolucência e perda óssea, ao passo que atualmente incluem a ausência de radiolucência e uma perda óssea mínima.[157]

Embora os parâmetros de sucesso tenham evoluído, nos primórdios da implantologia dentária o foco era principalmente a osteointegração, e ainda hoje a osteointegração é o parâmetro mais importante para o sucesso da implantologia dentária. No entanto, devido às exigências dos doentes e dos dentistas e à segurança crescente da osteointegração, são atualmente utilizados novos parâmetros para avaliar o sucesso dos implantes. Alguns exemplos destes parâmetros são os tecidos moles peri-implantares

Sucesso na obtenção de estética com restaurações de implantes dentários. Consequentemente, o sucesso em implantologia deve ser redefinido.

O fracasso do implante é definido como a incapacidade total do implante para cumprir o seu objetivo (funcional, estético ou fonético) por razões mecânicas ou biológicas.[2]

Índices estéticos objectivos

Furhauser e colegas desenvolveram o Pink Esthetic Score (PES) para avaliar o tecido mole em redor de coroas de implantes de um único dente. Avaliaram objetivamente o resultado estético do tecido mole em redor de uma restauração de implante dentário, abordando questões-chave que são facilmente ignoradas numa avaliação geral. Os critérios PES baseiam-se em 7 variáveis: papila mesial, papila distal, nível do tecido mole, contorno do tecido mole, défice do processo alveolar, cor e textura do tecido mole. Cada variável é pontuada como 2, 1 ou 0, sendo 2 a melhor e 0 a pior, de modo a que se possa obter um máximo de 14 pontos.[159]

Belser e colegas desenvolveram um índice de estética objetivo que combina o PES com uma pontuação de estética branca (PES/WES). O objetivo do autor era desenvolver um índice que avaliasse os parâmetros inerentes à restauração. O índice é simples e reprodutível e pode ser utilizado tanto na investigação como na prática clínica: Os autores modificaram o PES de Furhauser, reduzindo o número de variáveis de 7 para 5: papila mesial, papila distal, curvatura da mucosa facial, nível da mucosa facial e convexidade da raiz/cor e textura do tecido mole no aspeto facial do leito do implante. Todas as variáveis, exceto a papila, são avaliadas por comparação com um dente de referência. Cada variável é pontuada numa escala de 2 a 10, sendo 2 a melhor e 0 a pior, resultando numa pontuação máxima possível de 10. Os autores estabeleceram o limiar de aceitabilidade clínica em 6. O WES incide sobre a parte visível da restauração com implantes e baseia-se em cinco variáveis: forma geral do dente, contorno/volume da coroa clínica, cor (tonalidade/valor), textura da superfície e translucidez/caraterização. Cada variável é pontuada na mesma escala de 2-1-0, com uma pontuação máxima possível de 10.[160]

Com base em índices objectivos, os insucessos estéticos em implantologia dentária podem ser divididos em insucessos do tecido rosa e insucessos do tecido branco.

Por conseguinte, devem ser envidados todos os esforços para evitar erros de colocação. Também é importante que o clínico esteja familiarizado com as várias situações clínicas infelizes que podem resultar de uma colocação incorrecta e com as opções para resolver os problemas associados.

Foram propostas várias diretrizes para otimizar os resultados estéticos da colocação de implantes.

1. A posição do implante depende da restauração planeada que o implante irá suportar.
2. A plataforma do implante deve estar 3 mm apicalmente aos zénites das margens gengivais faciais pré-determinadas das restaurações planeadas.
3. O centro do implante deve ser colocado pelo menos 3 mm palatino em relação às margens faciais previstas.

Deve ser prestada especial atenção ao biótipo gengival fino; nestes casos, pode ser necessário colocar o corpo e o ombro do implante ligeiramente mais para palatino, de modo a ocultar o titânio.[9]

4. É necessária uma distância intermédia de 3 mm entre as plataformas de implantes vizinhas. A redução desta distância pode levar à reabsorção do rebordo alveolar interproximal e a uma redução da altura da papila.
5. Os implantes devem sobressair através do bordo incisal palatino das posições subsequentes da coroa.[161]

O risco de fracasso estético é maior quando os implantes são colocados "à mão livre", sem um guia cirúrgico. Um planeamento cuidadoso e a utilização de um wax-up, mock-up e guias cirúrgicos fornecem ao cirurgião indicações para o posicionamento correto do implante nas três direcções do espaço: apico-oclusal, mesio-distal e labiopalatal. Desta forma, é possível obter um resultado estético. O recente desenvolvimento do planeamento virtual da restauração é promissor, uma vez que combina

a

para alterar ou corrigir. A dificuldade reside no manuseamento das margens da prótese definitiva e na ocultação sublingual do colar do pilar. Neste caso particular, pode ser necessário remover o implante. (Fig. 62)

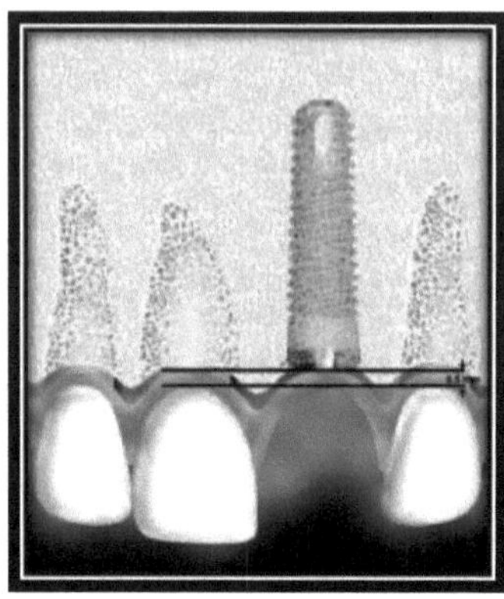

A Fig. 62 mostra o posicionamento inadequado em profundidade de uma fixação de implante

Quanto mais *profundo* for o implante inserido no osso, mais osso é reabsorvido à volta do implante após o segundo procedimento cirúrgico com a ligação do pilar.

Esta reabsorção óssea não é uma condição patológica, mas uma reação fisiológica ao mau posicionamento do implante. A inflamação e a hemorragia das gengivas ocorrem geralmente devido à inacessibilidade às medidas de higiene, por um lado, e às endotoxinas bacterianas, por outro. O problema começa no momento da inserção, quando se torna difícil colocar a prótese. (Fig. 63 e Fig. 64)

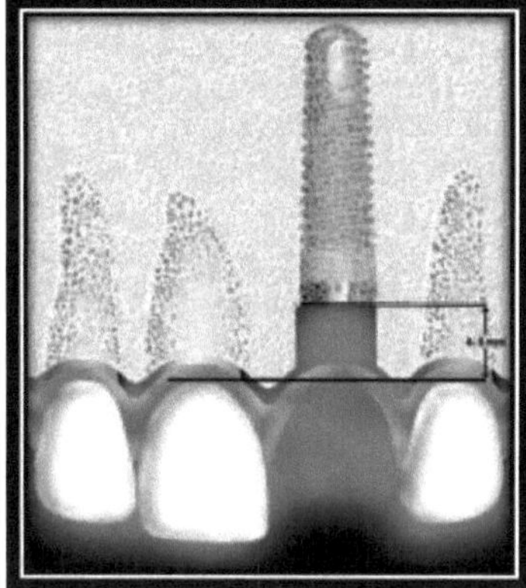

A Fig. 63 mostra a colocação demasiado profunda de um suporte de implante e a consequente maior profundidade da bolsa

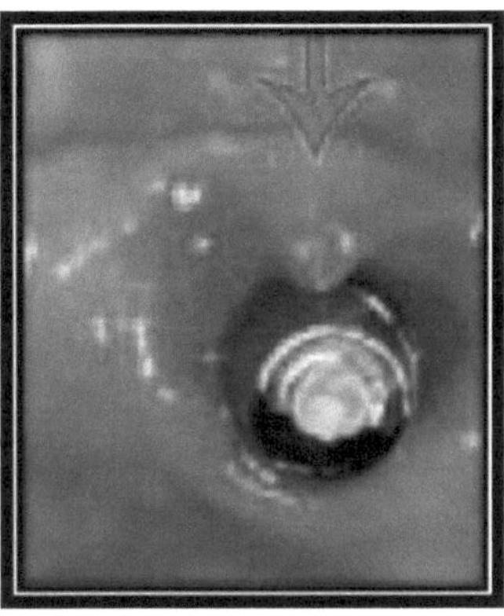

A Fig. 64 mostra um implante profundamente implantado com uma inflamação gengival grave

O posicionamento mesiodistal incorreto do implante pode resultar na ausência de opções de restauração. .[2]Se o implante for colocado na área da papila interdentária ou demasiado mesialmente, ou se não restar espaço para uma restauração, ou apenas um espaço mínimo, o caso já não pode ser restaurado (Fig. 65)

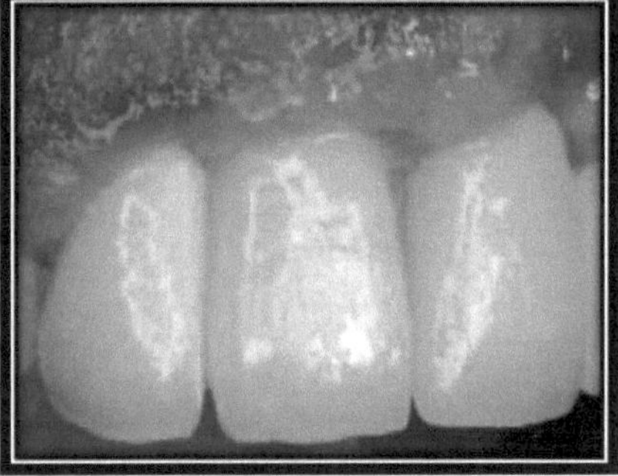

A Fig. 65 mostra uma papila de implante provisória em falta devido a um posicionamento incorreto do implante mesio-distal

A lesão da tábua óssea labial ou do tecido mole labial pode apresentar um dilema clínico importante que não pode ser resolvido mesmo com um pilar angulado. A lesão da integridade da placa labial estende-se para além dos dentes e afecta o suporte labial, podendo comprometer a harmonia labial.[2] (Fig. 66)

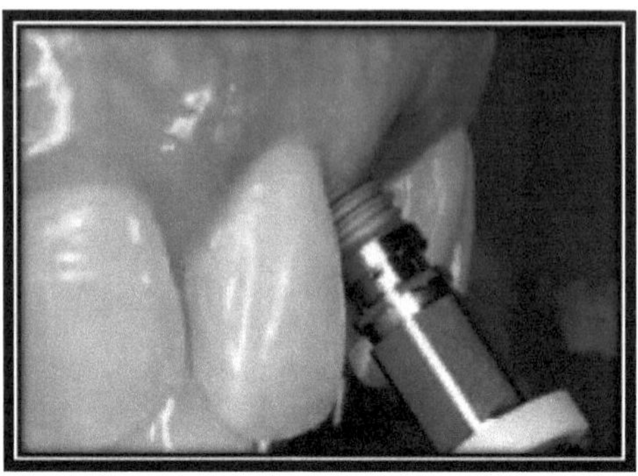

A Fig. 66 mostra uma lesão incorrecta da placa labial devido a uma angulação incorrecta do implante

Se o implante estiver demasiado inclinado para lingual, pode ocorrer um constrangimento da língua, o que prejudica o espaço da língua e pode afetar significativamente a fala e a mastigação. As hipóteses de restaurar um implante mal posicionado com um resultado estético aceitável são mínimas. Isto é particularmente verdade se o implante tiver sido posicionado demasiado para baixo ou para cima. Se uma inclinação desfavorável do suporte do implante for o único problema, os pilares angulados podem muitas vezes melhorar os resultados protéticos de uma restauração suportada por implantes.[2]

Complicações dos tecidos moles peri-implantares

Os tecidos moles são fundamentais para a estética, e a estética de um implante bem colocado pode ser deficiente se os tecidos moles forem incorretamente tratados. Os tecidos moles devem ser considerados nas fases iniciais do planeamento do implante, se possível antes da extração do dente.[164]

As complicações pós-operatórias dos tecidos moles podem afetar significativamente o sucesso global do implante. Infelizmente, existem inúmeros factores que influenciam a cicatrização dos tecidos moles e que podem ser locais ou sistémicos. Contudo, o médico deve ser capaz de evitar estas potenciais complicações e lidar com elas caso ocorram.[2]

Se o objetivo é obter uma estética óptima, o biótipo gengival também deve ser tido em conta. Um biótipo denso é considerado favorável, especialmente no que respeita à recessão gengival, a complicação estética mais comum associada aos implantes dentários.[165]

Um biótipo fino com espessura de tecido reduzida e arquitetura gengival ondulada é o menos favorável para a estética. Este biótipo pode exigir modificações no biótipo gengival, por exemplo, enxertos de tecido conjuntivo.[166]

Recessão marginal de tecidos moles

Os contornos estáveis dos tecidos moles peri-implantares são cruciais para a estabilidade a longo prazo do resultado estético dos implantes dentários. Os implantes devem não só estar bem integrados no osso para manter a função, mas também cumprir os requisitos estéticos a longo prazo. O estado do tecido mole marginal à volta da superfície vestibular das restaurações suportadas por implantes pode ser influenciado por muitos factores, tais como[2]

1. A biocompatibilidade dos componentes transmucosos, uma vez que a adesão do epitélio juncional e do tecido conjuntivo só é possível em materiais altamente biocompatíveis. Se os componentes transmucosos não forem biocompatíveis, o tecido mole migrará apicalmente. Os melhores materiais são provavelmente o zircónio e o titânio, os menos favoráveis são o ouro e a resina acrílica.
2. Remoção e inserção repetidas do pilar, o que leva ao rasgamento das células e à rutura da largura biológica, uma vez que o desaparafusamento repetido do pilar perturba mecanicamente o mecanismo de fixação celular e pode levar à migração apical do aparelho de fixação.
3. Afrouxamento da ligação da interface do implante, criando um espaço que alberga bactérias que podem invadir o tecido circundante. O afrouxamento prolongado do parafuso ativa a perda óssea e a migração apical dos tecidos moles.
4. Uma tração muscular no local do implante que pode levar a uma recessão gengival contínua e constante à volta dos dentes naturais.
5. A posição da ligação implante-pilar em relação à crista óssea.
6. As tensões de cisalhamento que excedem um nível aceitável podem levar ao afrouxamento dos parafusos e à destruição da crista óssea marginal, o que, por sua vez, resulta em recessão gengival.
7. A posição do colo liso do implante em relação ao nível ósseo, que pode levar à reabsorção óssea devido à falta de afinidade do osso com superfícies lisas, o que, por sua vez, pode levar a uma possível migração do implante
   Níveis de ligação.
8. A pressão constante exercida por uma prótese removível ou por margens de prótese defeituosas pode levar à recessão das gengivas.
9. Inserção prematura da prótese definitiva (pelo menos dois meses), o que demonstrou levar à recessão gengival após a inserção, uma vez que o tecido mole deve atingir um estado estável antes da inserção da coroa definitiva.
10. O contorno ósseo na segunda fase do procedimento cirúrgico pode estimular uma maior reabsorção óssea, o que desencadeia a recessão gengival.
11. A geometria do diâmetro do implante em relação ao tamanho do pilar utilizado, que pode influenciar o nível ósseo através da mudança de plataforma.
12. A utilização de desinfectantes à base de álcool para os formadores de gengiva, que pode levar à morte celular do tecido peri-implantar e a uma maior recessão.[2] (Fig. 67)

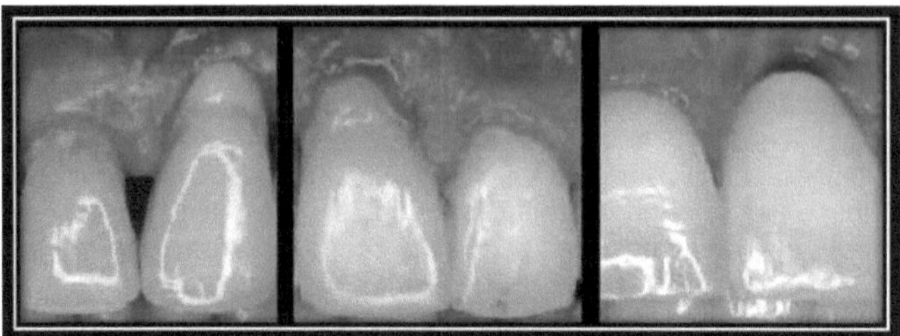

A Fig. 67 mostra as recessões dos tecidos moles à volta dos implantes

Se *a assimetria gengival* à volta dos dentes naturais tiver de ser corrigida, a quantidade de gengiva livre pode ser determinada através da sondagem do tecido conjuntivo na base do sulco após anestesia. Se for medido mais de 2 mm para além da base do sulco, isso indica uma ligação longa de tecido conjuntivo ou juncional que pode ser corrigida por uma simples gengivectomia ou procedimento de retalho sem ressecção óssea. Caso contrário, o osso necessário para o alongamento da coroa deve ser ressecado para manter a "largura biológica" normal.

As margens assimétricas à volta dos implantes dentários são normalmente muito difíceis de corrigir. O dentista deve começar por determinar a extensão da correção necessária e, em seguida, localizar a junção cemento-esmalte (JCE) dos dentes vizinhos utilizando um instrumento de sondagem. No caso de margens assimétricas dos implantes, deve ser dada prioridade às soluções protéticas. Se a primeira tentativa de correção falhar, os tecidos gengivais podem necessitar de um procedimento de enxerto para compensar o défice de tecido. O único problema com a tentativa de tratar margens assimétricas é a bolsa longa resultante à volta do colar do pilar, o que complica a saúde da área a longo prazo. Um protocolo de reposicionamento do implante pode ser uma solução válida para deslocar os níveis ósseos para um nível adequado, de modo a evitar a violação da largura biológica e a criação de uma bolsa longa.[2]

Quando ocorre *uma recessão dos tecidos moles* à volta dos implantes dentários, as opções de tratamento não são muito diversas. Pode ser utilizado um enxerto de tecido conjuntivo para cobrir o colar metálico exposto (Fig. 68).

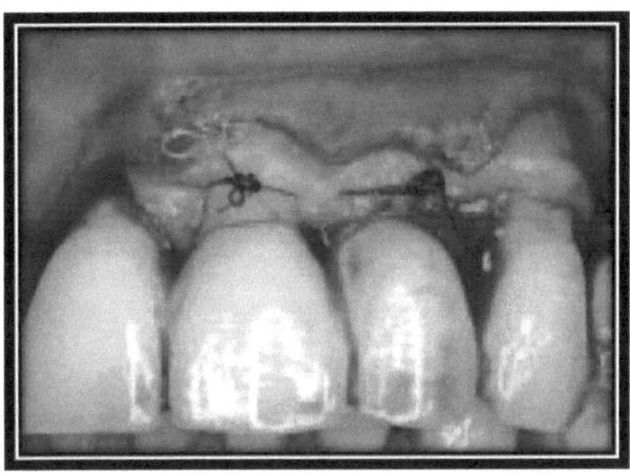

A Fig. 68 mostra a colocação de um enxerto de tecido conjuntivo para mascarar
o aspeto metálico

No caso de *tração muscular*, pode ser efectuada uma vestibuloplastia e, no caso de uma quantidade reduzida de tecido queratinizado, pode ser utilizado um enxerto de tecido mole para evitar uma maior recessão.[2]

Deiscência

A exposição prematura de parte da fixação do implante dentário através do tecido mole circundante pode levar a uma complicação grave durante a fase inicial de cicatrização.

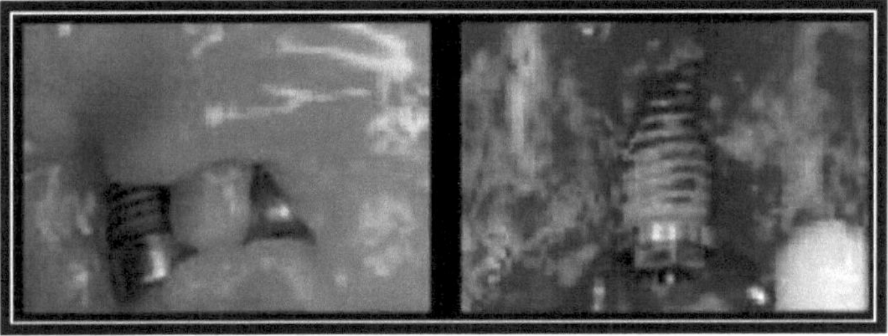

A Fig. 69 mostra a degradação óssea da interface osso-implante devido à deiscência de tecidos moles

A deiscência pode ser causada por suturas demasiado apertadas, fecho do retalho sob tensão, uma quantidade reduzida de tecido queratinizado, rebordos da ferida rasgados ou um retalho rasgado, tensão muscular ao longo dos

rebordos da ferida e/ou hábitos orais (por exemplo, tabagismo, álcool). O risco potencial de deiscência é a colonização bacteriana que pode ocorrer entre a superfície do implante e o ambiente oral. Se não for tratada, pode levar a inflamação, danos na mucosa peri-implantar e, possivelmente, perda óssea.[2]
Barboza e Caula (2002) descrevem uma categorização pormenorizada da exposição do implante e recomendações clínicas para o tratamento:

- Classe I: Exposição parcial precoce espontânea do parafuso de cobertura - uma ligação entre o parafuso de cobertura e a cavidade oral, em que o parafuso de cobertura ainda está parcialmente coberto por uma mucosa fenestrada.
- Classe II: Exposição espontânea precoce e completa do parafuso de cobertura - a fenestração expõe completamente o parafuso de cobertura.

As subdivisões são propostas com base em sinais clínicos de saúde, inflamação e supuração.

Classe A: Sem sinais de inflamação. A textura, o volume e a cor da mucosa estão dentro dos limites normais de saúde. Não se observa qualquer exsudado purulento.

Classe B: Sem sinais de inflamação com supuração. A textura, o volume e a cor da mucosa estão dentro dos limites normais de saúde; no entanto, está presente exsudado purulento.

Classe C: Os sinais de inflamação e a textura e/ou cor da mucosa estão alterados, a mucosa pode estar edemaciada e/ou dolorosa. No entanto, não é detectado qualquer exsudado purulento visualmente ou à palpação.

Classe D: Sinais de inflamação com supuração, mucosa fenestrada com sinais de inflamação e exsudado purulento são observados visualmente ou à palpação.[2]

Barboza e Caula (2002) apresentaram quatro *modalidades* diferentes *de tratamento para a deiscência de implantes:*

Modalidade de tratamento #1 - envolve a limpeza profissional do parafuso de cobertura quando é detectada placa bacteriana ou cálculo. O parafuso de cobertura deve ser limpo mecanicamente utilizando curetas especiais, ar abrasivo, uma taça de borracha, pasta de polimento, instruções reforçadas de higiene oral e bochechos com digluconato de clorexidina 0,12%. Se houver sinais de inflamação, é necessário reduzir o tempo de recoleção. As radiografias são indicadas para avaliar a morfologia do osso peri-implantar.

Modalidade de tratamento n.º 2 - envolve a identificação de microrganismos e a terapia antibiótica. Na presença de exsudado purulento, é essencial obter informações microbianas específicas. Devem ser recolhidas amostras microbiológicas para identificar os agentes patogénicos suspeitos. Se o doente tiver um problema peri-implantar localizado, pode ser considerada uma terapêutica antibiótica tópica. Se estiverem presentes outras áreas de doença peri-implantar ou periodontal, deve ser administrado um antibiótico sistémico.

Modalidade de tratamento #3 - envolve a exposição cirúrgica do parafuso oclusal e a colocação de um formador de gengiva para evitar o recrescimento da mucosa e facilitar a higiene oral do doente.

Modalidade de tratamento #4 - inclui o tratamento típico da peri-implantite. Se a destruição óssea for detectada radiograficamente, é necessária uma intervenção cirúrgica para corrigir a morfologia do tecido ou são aplicadas técnicas de regeneração óssea guiada. Outro protocolo de tratamento foi proposto para tratar a deiscência com terapia regenerativa óssea no tratamento de defeitos de deiscência bucal à volta de 102 implantes dentários (42 microtexturizados, 56 pulverizados com plasma de titânio e 4 revestidos com hidroxiapatite). Os implantes dentários foram colocados de acordo com as técnicas cirúrgicas do sistema de implantes utilizado.[2]

Cicatrização pós-operatória

O tecido cicatricial ou o calo dos tecidos moles podem formar-se como resultado de múltiplas cirurgias, aproximação incorrecta das margens do retalho, desenho incorreto do retalho ou manipulação inadequada dos tecidos. Normalmente, as cicatrizes de tecidos moles são esteticamente insignificantes se não forem visíveis ao sorrir; por outras palavras, se o doente tiver uma linha de sorriso alta, as cicatrizes tornam-se um fator esteticamente preocupante. O tecido cicatricial pode ser tratado por resurfacing a laser ou por excisão e enxerto de tecido mole onlay.[2] (Fig. 70 e 71)

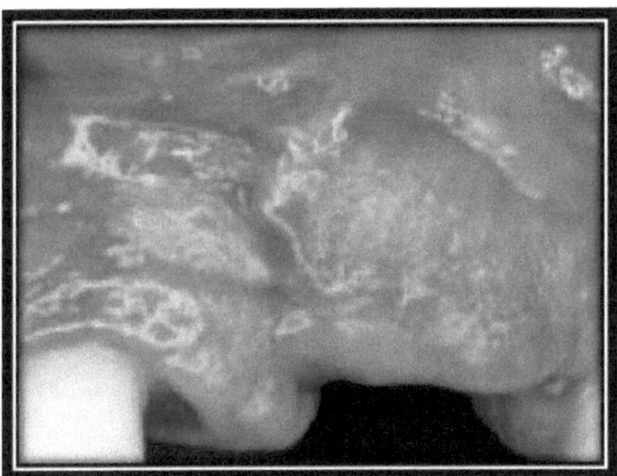

A Fig. 70 mostra a formação de tecido cicatricial pós-operatório

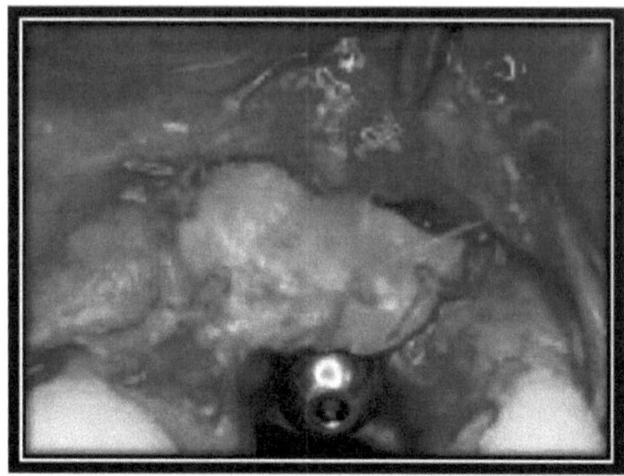

A Fig. 71 mostra a excisão do tecido cicatricial e a colocação de um enxerto de tecido conjuntivo
por baixo do defeito para obter um melhor perfil de tecido.

Falta de papila

A preservação da papila interdentária ou do implante provisório é muito importante para o sucesso global do tratamento, uma vez que a ausência da papila peri-implantar ou da papila do implante provisório pode levar a problemas estéticos graves, tais como uma papila embotada entre dois implantes vizinhos ou um aspeto triangular preto entre os dentes. Devem ser feitos todos os esforços para preservar ou poupar a papila durante o tratamento, e se a papila Se a água se perder, devem ser feitos todos os esforços para conseguir uma regeneração previsível.[2] (Fig. 72 e Fig. 73)

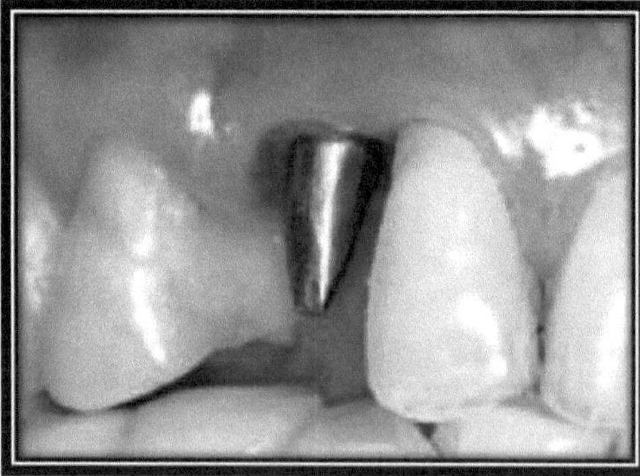

A Fig. 72 mostra uma papila peri-implantar em falta

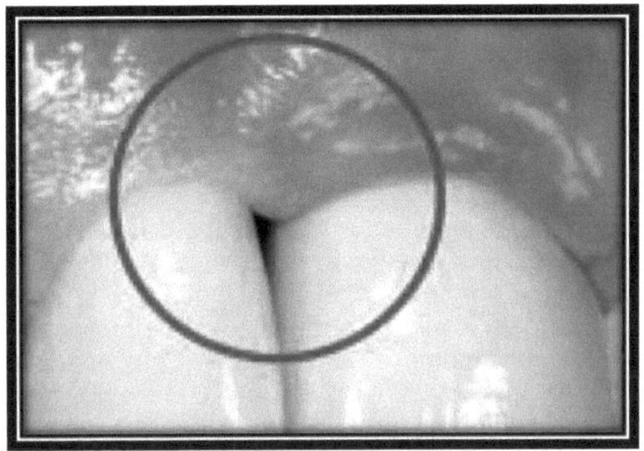

A Fig. 73 mostra um triângulo preto entre duas restaurações suportadas por implantes

Perda de tecido queratinizado

Como resultado de uma cicatrização bem sucedida dos tecidos ou de um procedimento de enxerto ósseo, existe por vezes uma possível redução da quantidade de mucosa queratinizada. Uma redução significativa do tecido pode dever-se à deslocação coronal do tecido labial para fechar o tecido sem tensão. A redução resultante do tecido queratinizado pode exigir um procedimento de enxerto onlay para restaurar a continuidade da banda de tecido ou um retalho de reposicionamento apical. Pode ser efectuada uma vestibuloplastia após a conclusão do enxerto onlay. Também pode ser utilizado um enxerto de tecido conjuntivo para melhorar a qualidade do tecido na primeira ou na segunda fase da cirurgia.[2] (Fig. 74)

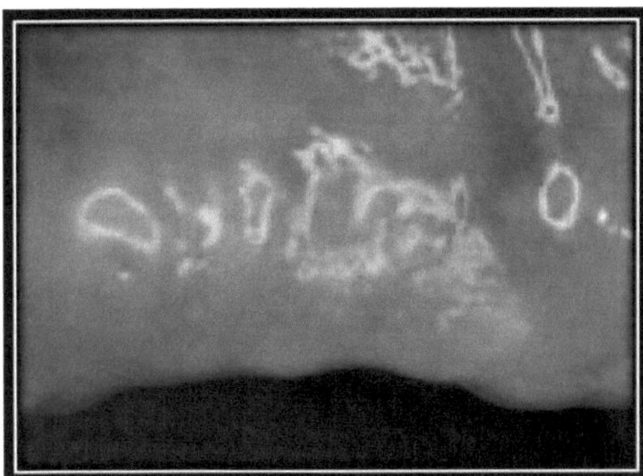

A Fig. 74 mostra a perda de tecido queratinizado

Abertura da linha de incisão

A abertura da linha de incisão é um acontecimento muito comum que ocorre durante a fase de cicatrização. Existem vários factores que contribuem para isso, tanto sistémicos como locais. A abertura da linha de incisão pode levar a uma rápida degradação do enxerto ósseo ou da interface osso-implante. No caso de uma abertura da linha de incisão que exponha o enxerto subjacente ou a fixação do implante, devem ser determinados os motivos da abertura. A maioria das aberturas na linha de incisão deve-se ao encerramento do retalho sob tensão, à irritação local provocada por uma prótese existente ou a condições sistémicas não controladas, como a diabetes mellitus. As margens abertas do retalho devem ser suturadas novamente e aproximadas. Se a abertura expuser osso maduro, pode ocorrer cicatrização por segunda intenção. Neste caso, pode aplicar-se um penso periodontal na área e monitorizar a área para garantir um encerramento satisfatório.[2]

Inflamação dos tecidos moles

A invasão bacteriana do tecido peri-implantar pode levar a alterações inflamatórias no tecido mole e a uma rápida perda óssea. [167](Esta condição foi denominada peri-implantite e definida por Meffert como perda progressiva de osso peri-implantar e alterações inflamatórias no tecido mole. fig. 75)

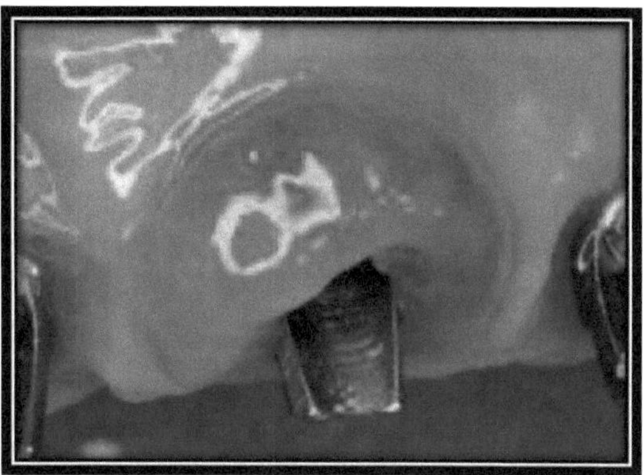

A Fig. 75 mostra uma inflamação dos tecidos moles devido à penetração de um irritante local

Mombelli et al. demonstraram que os bastonetes Gram-negativos, incluindo Bacteroides e Fusobacterium ssp. são consistentes com implantes defeituosos.[168]

Mais tarde, Rosenberg et al. salientaram a associação entre a presença de espiroquetas e bastonetes móveis (que representavam uma média de 42% do total de morfotipos da microflora subgengival, com predominância de micros Peptostreptococcus, espécies de Fusbacterium e bastonetes Gram-negativos entéricos) e implantes que falharam devido a infeção. Os sinais clínicos de inflamação, hemorragia e supuração, bem como o aumento da mobilidade, as radiografias à volta do implante e uma profundidade de sondagem superior a 6 mm estão associados ao insucesso do implante. A eliminação da causa irritante é da maior importância. O médico deve escolher o tipo correto de antibióticos e a dosagem certa para ultrapassar a condição.[2]

O papel da infeção na etiologia do insucesso dos implantes dentários é óbvio, como já foi sugerido anteriormente e é evidente nas conclusões de Boutros et al (1996). Por conseguinte, deve ter-se cuidado ao colocar implantes numa boca parcialmente edêntula e periodontalmente doente. Para além disso, deve ser tentada uma terapia periodontal completa antes da colocação do implante para evitar complicações desnecessárias.[2]

Complicações dos tecidos duros peri-implantares

No passado, a disponibilidade óssea era frequentemente o fator decisivo para a colocação de implantes. Atualmente, são utilizados procedimentos de aumento ósseo para alinhar o osso e permitir a colocação precisa do implante dentário de acordo com o planeamento protético anterior.

Os avanços na produção de substitutos de enxertos ósseos e o conhecimento crescente das técnicas de regeneração tecidular guiada tornaram as técnicas de enxertos ósseos mais previsíveis e a colocação de implantes pode, por conseguinte, ser guiada por uma prótese. Por conseguinte, foram feitos esforços para evitar uma terapia complexa através de um tratamento minimamente invasivo dos defeitos ósseos.[169] (Fig. 76)

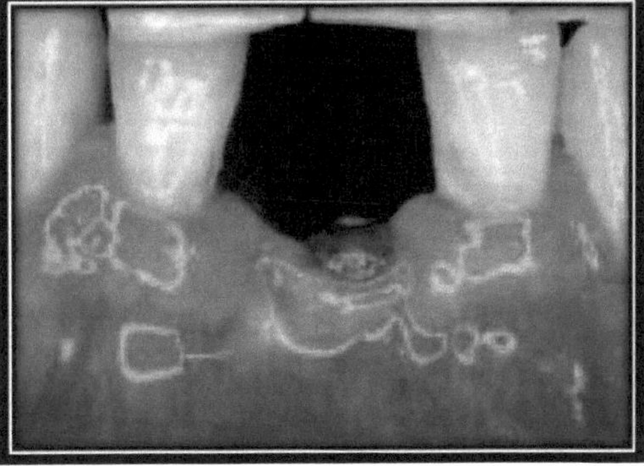

A Fig. 76 mostra uma melhoria da zona vestibular, bem como da quantidade e qualidade da
mucosa queratinizada

Foi demonstrado que a quantidade de osso cicatrizado após regeneração óssea guiada (ROG) com aloenxerto ósseo desmineralizado liofilizado (DFDBA) e uma membrana bioreabsorvível é significativamente inferior à quantidade inicial.

As desvantagens dos aloenxertos incluem o risco de rejeição, uma elevada taxa de infeção, a não união, o risco de reabsorção rápida e problemas associados à considerável precisão técnica necessária para agarrar e fixar o enxerto em locais de hemorragia.[2]

Nos procedimentos de regeneração tecidular guiada (RTG) que utilizam membranas reabsorvíveis ou não reabsorvíveis, é exposta uma pequena porção do aspeto coronal da membrana, normalmente perto de um local de incisão na crista ou adjacente a uma superfície dentária proximal e um espaço lateral ao local onde é criada a barreira de e-PTFE. Este espaço, por vezes referido como uma "pseudo-bolsa", representa um local potencial para a invasão bacteriana. colonização, o que leva a uma rápida degradação do material de enxerto sob a membrana.[2] (Fig. 77 e 78)

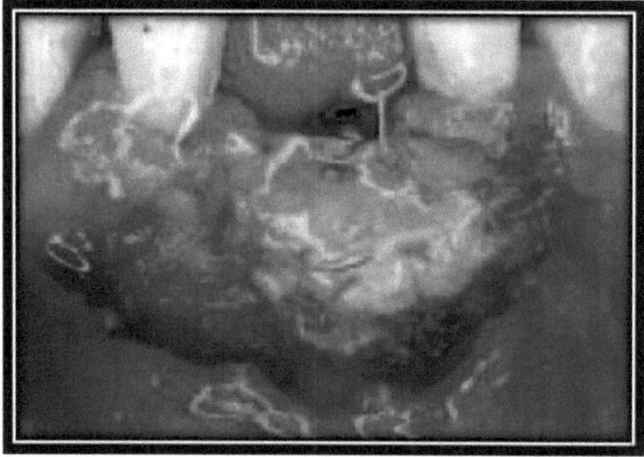

A Fig. 77 mostra um enxerto onlay de tecido queratinizado com vestibuloplastia , que foi efectuado para melhorar o tecido mole neste local.

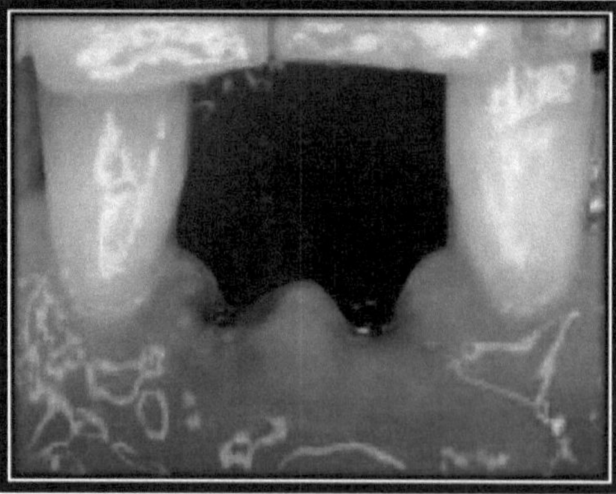

A Fig. 78 mostra o desenvolvimento da papila provisória devido ao reforço do suporte ósseo

A exposição da membrana altera subsequentemente a resposta normal de cicatrização do tecido circundante. Em contraste com as membranas reabsorvíveis, as membranas não reabsorvíveis parecem bloquear o fornecimento de sangue ao retalho mucoperiosteal subjacente. Este facto impede a formação de anastomoses microvasculares colaterais que são necessárias para a sobrevivência do retalho gengival.[2]

As complicações da RTG estão associadas ao tabagismo, à má higiene oral e à reduzida vascularização do retalho. A colocação da membrana na direção apical, as margens biseladas do retalho e as incisões à distância podem ajudar a reduzir a exposição da membrana.[2]

O enxerto ósseo autógeno é considerado o padrão de ouro para todos os procedimentos reconstrutivos, uma vez que fornece proteínas como substratos de reforço ósseo, minerais e células ósseas vitais para o local recetor, resultando em elevadas taxas de sucesso. Foi demonstrado que factores sistémicos como a diabetes mellitus, medidas orais deficientes e o tabagismo aumentam o risco de morbilidade do enxerto. O tabagismo prejudica a cicatrização de feridas em vários procedimentos cirúrgicos. Na cirurgia ortopédica, por exemplo, na artroplastia da anca ou do joelho, o tabagismo é o fator de risco mais importante para o desenvolvimento de complicações pós-operatórias, particularmente relacionadas com a cicatrização de feridas, complicações cardiopulmonares e cuidados intensivos pós-operatórios.[87]

A decisão de utilizar um determinado material ou técnica de enxerto deve basear-se no tipo e dimensão do defeito, nas propriedades físicas do enxerto, nas propriedades químicas do enxerto, no(s) mecanismo(s) de ação do enxerto e no plano de reabilitação previsto. Atualmente, existe uma vasta gama de materiais de enxerto que podem ser utilizados para minimizar a possibilidade de complicações do tratamento. A utilização de materiais modernos alargou consideravelmente o âmbito e as expectativas da cirurgia de implantes.

A seleção da técnica de enxerto ou do material de enxerto adequado influencia o sucesso e a previsibilidade do resultado final do tratamento. O tamanho e o tipo de defeito e o estado geral de saúde do doente são alguns dos factores que influenciam o processo de tomada de decisão em matéria de enxertos ósseos.[2]

Complicações protéticas e biomecânicas

Uma vez que a restauração final é o objetivo final dos procedimentos com implantes, a posição do implante deve ser sempre considerada do ponto de vista de uma restauração óptima. Após a colocação do implante, muitos factores podem afetar a fase de restauração, começando com o pilar de cicatrização e a restauração provisória que formam o contorno gengival inicial, seguido da conexão do pilar, do diâmetro do pilar e da forma e cor da restauração final. A conexão do pilar é importante: uma conexão do pilar em que este é mais estreito do que o implante oferece vantagens significativas, nomeadamente uma menor perda óssea.[170]

A seleção correta do paciente e o planeamento biomecânico das próteses são os componentes mais importantes para conseguir um tratamento bem sucedido.

Uma seleção incorrecta do implante pode levar a um fracasso estético. Originalmente, recomendava-se que o tamanho do implante para substituir um dente em falta deveria corresponder ao diâmetro do dente em falta na crista óssea. Estes implantes de colo largo conduzem a menos osso disponível no lado facial do implante e a falhas estéticas. Quando são colocados vários implantes, estes implantes de colo largo reduzem a quantidade de osso entre os implantes e levam à reabsorção óssea. No entanto, na última década, tem sido dada ênfase a evitar implantes de tamanho excessivo para otimizar os resultados estéticos na região anterior do maxilar.[9]

A preservação de uma quantidade generosa de osso facial através da utilização de implantes com um diâmetro inferior a 4 mm parece ser benéfica para a estética.[112]

Um dos factores mais importantes é a obtenção de um *ajuste passivo* ao inserir a prótese. Esta é considerada uma das chaves para o sucesso das restaurações suportadas por implantes na zona estética e funcional. O ajuste passivo reduz a tensão a longo prazo na superestrutura do implante e em todos os componentes associados e protege o osso adjacente aos implantes.[2] A falha da adaptação passiva pode manifestar-se clinicamente por dor e desconforto a curto prazo e, a longo prazo, por afrouxamento ou fratura dos componentes do implante devido a uma carga excessiva no osso que rodeia o implante. De acordo com Rangert et al (1989), a adaptação passiva deve existir ao nível de 10 ppm e é necessária para conseguir uma distribuição óptima da carga.[2]

Para determinar se os métodos de fabrico e de retenção têm influência na passividade da superestrutura, Karl et al (2004) efectuaram um estudo para quantificar o desenvolvimento de tensão de diferentes FPDs cimentadas e aparafusadas. Todas as FPDs investigadas mostraram um desenvolvimento de tensão considerável, sem diferença significativa entre a retenção por cimento e por parafuso. Para além disso, não foi encontrada qualquer diferença significativa entre os métodos de fabrico convencionais para as FPDs aparafusadas. O menor alongamento foi observado nas próteses que foram ligadas intra-oralmente a cilindros de ouro. Uma vez que a ligação da superestrutura na cavidade oral pode compensar a impressão e as variáveis laboratoriais, esta técnica de retenção pode ser utilizada para fabricar restaurações com a melhor adaptação passiva possível.[2]

Outro fator biomecânico crítico que afecta o sucesso a longo prazo das restaurações implanto-suportadas na zona estética é a *utilização excessiva de cantilevers* em qualquer desenho protético. Em pacientes parcialmente edêntulos, isto resulta numa carga deslocada dos pilares mais distais do implante e em maiores forças de tração e de corte no cimento ou parafuso de fixação, especialmente quando o número de implantes utilizados para suporte é reduzido. Muitos problemas podem estar associados aos pilares suportados por implantes. Estes problemas incluem a fratura da prótese, a desintegração e a fadiga óssea.[2]

Se uma prótese de três unidades for suportada por dois implantes e tiver um dente em cantilever, o momento fletor pode ser duas vezes superior ao de uma prótese em que ambas as extremidades estejam suportadas. Devido às forças oclusais que actuam sobre o dente em cantilever, o implante torna-se o centro de rotação e é sujeito a forças axiais, rotacionais e de torção. [2] *A sobrecarga* pode ser definida como uma situação em que as forças oclusais sobre uma prótese suportada por implantes exercem um momento de flexão na secção transversal do implante na crista óssea, resultando em perda óssea marginal

e/ou possível fadiga do implante. Isto leva a momentos de flexão no implante. Além disso, as análises de implantes fracturados recuperados clinicamente e os testes de fadiga in vitro em componentes de implantes demonstraram que a sobrecarga de flexão é um fator causador de fracturas de implantes.[2]
Numa análise clínica retrospetiva efectuada por Rangert et al (1995), foram sugeridos três factores causais para a flexão de implantes: (1) implantes em linha, (2) alavancagem e (3) bruxismo ou forças oclusais fortes.[2]
Misch (1993b) sugeriu uma correlação direta entre a força de flexão e o cubo do comprimento de uma prótese fixa. É importante tratar corretamente os problemas mecânicos e a reabsorção óssea excessiva e reagir adequadamente quando estes ocorrem.[2]

O dentista deve esforçar-se por reduzir os momentos de flexão gerados à volta de um implante. Isto pode ser conseguido se for elaborado um plano de tratamento cuidadoso para selecionar a posição adequada e o número de implantes a colocar. Evitar ou reduzir as saliências, reduzir as dimensões da restauração final e centrar os contactos oclusais são todos objectivos clínicos. O carregamento demasiado rápido do implante é considerado uma das causas mais comuns de fracasso protético. Em protocolos para implantes de carga retardada.[2]

perda de tecido branco

As falhas do tecido branco estão relacionadas com a forma geral do dente, o contorno e o volume da coroa clínica, a cor (tonalidade e valor), a textura e a translucidez da superfície, bem como a caraterização. As soluções para estas falhas devem ser encontradas caso a caso. No entanto, a maioria destas falhas depende da técnica e, felizmente, são sempre reversíveis. Para evitar falhas de tecido branco, recomenda-se vivamente uma abordagem em equipa. Esta equipa deve incluir um técnico de prótese dentária, de preferência com conhecimentos avançados e experiência clínica.[9]

Desafios e investigação futura

A implantologia dentária estabeleceu-se como um método de tratamento previsível com elevadas taxas de sucesso clínico. As considerações estéticas para restaurações com implantes e o papel dos procedimentos cirúrgicos na criação e manutenção dos tecidos moles peri-implantares têm ganho interesse ao longo dos anos.[171]

1. A investigação futura deve distinguir se é necessária apenas uma abordagem cirúrgica, apenas uma abordagem de restauração ou uma terapia combinada. É necessário investigar novas abordagens terapêuticas e materiais para o tratamento de defeitos nos tecidos moles em redor de implantes únicos e múltiplos em áreas estéticas, por exemplo, a utilização de células estaminais, factores de crescimento, materiais sintéticos, etc. [172]
2. No desenvolvimento futuro da próxima e terceira geração de implantes dentários, a interface entre o osso e o implante deve ser melhorada. Revestimento de superfícies dopadas com proteína óssea morfogenética para melhorar o contacto osso-implante. Os substitutos iónicos selectivos para superfícies biomiméticas podem melhorar ainda mais a resposta biológica a estas superfícies.
3. A investigação futura deve ter como objetivo incorporar a atividade antibacteriana na modificação da superfície.

Conclusão

O sonho ilusório de substituir dentes perdidos por dentes artificiais tem acompanhado a medicina dentária durante quase mil anos. A descoberta acidental pelo ***Dr. P.I. Branemark*** e os seus colegas da afinidade tenaz entre o osso vivo e os óxidos de titânio, conhecida como **"osseointegração"**, catapultou a medicina dentária para uma nova era de cirurgia reconstrutiva.
Sem osseointegração e "integração dos tecidos moles" entre os tecidos intra-orais e os implantes, não existem opções de restauração. Os cirurgiões e os restauradores têm agora de trabalhar em conjunto para atingir os objectivos de próteses totalmente integradas, funcionais, estéticas e higiénicas. Os cirurgiões têm de colocar os implantes nos locais corretos para proporcionar restaurações funcionais e estéticas. Os materiais e desenhos dos implantes estão em constante evolução para aumentar a frequência de inserção e reduzir o tempo de inserção.
A terapia estética com implantes é uma modalidade de tratamento avançada na implantologia moderna que tem como objetivo alcançar um resultado de tratamento estético e funcional ideal no rebordo alveolar ou nas lacunas dentárias.
A terapia cosmética com implantes tornou-se parte integrante da moderna implantologia dentária, uma vez que complementa os resultados globais da implantologia oral. Recentemente, registaram-se avanços significativos, incluindo novas técnicas para desenvolver ou regenerar locais receptores de implantes através da estimulação de tecidos duros e moles e para reproduzir contornos saudáveis de tecidos peri-implantares que possam suportar forças mecânicas e traumas mastigatórios.
Para obter um resultado estético bem sucedido e um elevado nível de satisfação do paciente, a colocação de implantes na zona estética requer um conhecimento profundo dos princípios anatómicos, biológicos, cirúrgicos e protéticos. A capacidade de obter uma prótese harmoniosa na zona estética que seja indistinguível dos dentes naturais vizinhos é, por vezes, um desafio. A colocação de implantes dentários na zona estética é um procedimento sensível à técnica e com pouca margem para erros. Apesar dos avanços e do sucesso verificado em muitas práticas clínicas, não existem provas científicas suficientes do sucesso global e da longevidade das técnicas terapêuticas de implantes estéticos em estudos bem controlados a longo prazo. Por conseguinte, é essencial um protocolo cirúrgico e protético normalizado para a terapia com implantes estéticos. Devem ser envidados todos os esforços para normalizar os métodos para cada situação clínica e, em seguida, testar esses procedimentos com base em protocolos comprovados. A função deve complementar a estética e vice-versa, uma vez que o objetivo final da implantologia estética é um resultado protético perfeito que simule a aparência do dente natural.

Referências

1. Anthony H. L. Tjan, Gary D. Miller, e Josephine G. P. Alguns factores estéticos num sorriso J Prosthet Dent. 1984; 51(1):24-28.
2. nd Adb El Salam El Askary Fundamentos de Implantologia Estética 2 edição 2007.
3. Misch CE. Implantologia. 2 nded. St Louis: Mosby; 1999.
4. Coronel DSJ D'Souza, Tenente-Coronel Parag Dua. Estratégias de reabilitação para próteses parcialmente edêntulas - princípios e tendências actuais. MJAFI 2011;67:296-298.
5. Zarb GA, Schmitt A. A eficácia clínica longitudinal de implantes dentários osseointegrados em pacientes anteriores parcialmente desdentados. Int J Prosthodont 1993; 6(2):180-8.
6. Belser U, Buser D, Higginbottom F. Declarações de consenso e procedimentos clínicos recomendados para a estética em implantologia dentária. Int J Oral Maxillofac Implants 2004; 19(Suppl):73-4.
7. Kois JC. Estética previsível de dentes unitários peri-implantares: cinco chaves de diagnóstico. Compend Contin Educ Dent. 2004; 25: 895-896, 898, 900.
8. Peter Floyd, Richard Palmer & Vincent Barrett Implantes dentários: Planeamento do tratamento para restaurações de implantes.
9. Buser D, Martin W, Belser U C. Otimização da estética em restaurações de implantes anteriores maxilares: considerações anatómicas e cirúrgicas. Int J Oral
   Maxilofac Implants. 2004; 19 (Suppl):43-61.
10. Belser U C, Bernard JP, Buser D. Restaurações suportadas por implantes na região anterior: considerações protéticas. Pract Periodontics Aesthet Dent 1996; 8 (9):875-83.
11. T. Albrektsson, G. Zarb, P. Worthington, A.R. Eriksson A eficácia a longo prazo dos implantes dentários atualmente utilizados: Uma visão geral e critérios propostos para o sucesso. 1986; 1(1): 11-25.
12. Beagle JR. Reconstrução cirúrgica da papila interdental: relato de caso, Int J Periodontics Restorative Dent. 1992; 12(2):145-51.
13. Schmitt A, Zarb GA. A eficácia clínica longitudinal de implantes dentários osseointegrados para substituição de um único dente. Int J Prosthodont 1993; 6:197-202.
14. Haas R, Mensdorff-Pouilly N, Mailath G, Watzek G. Sobrevivência de 1.920 implantes IMZ após 100 meses. Int J Oral Maxillofac Implants 1996; 11:581-588.
15. Jemt T. Regeneração das papilas gengivais após tratamento com implantes unitários. Int J Periodontics Restorative Dent 1997; 17: 326-333.
16. Wyatt CL, Zarb GA. Resultados do tratamento de pacientes com próteses parciais fixas suportadas por implantes. Int J Oral Maxillofac Implants 1998; 13:204-211.
17. Jemt T. Restauração do contorno gengival por coroas provisórias de resina após tratamento com implantes unitários. Int J Periodontics Restorative Dent 1999;19:20-29.

18. Grunder U, Polizzi G, Goene R. Um relatório de acompanhamento prospetivo e multicêntrico de 3 anos sobre a colocação de implantes imediatos e imediatos retardados. Int J Oral Maxillofac Implants 1999; 14:210-216.
19. Moberg LE, Kondell PA, Kullman L, Heimdahl A, Gynther GW. Avaliação de restaurações de dentes unitários em implantes dentários ITI. Um estudo prospetivo de 29 pacientes. Clin Oral Implants Res 1999;10:45-53.
20. Noack N, Willer J, Hoffmann J. Resultados a longo prazo após a colocação de implantes dentários: Estudo longitudinal de 1.964 implantes ao longo de 16 anos. Int J Oral Maxillofac Implants 1999;14:748-755.
21. Chang M, Odman P, Wennstrom JL, Andersson B. Resultado estético de restaurações unitárias implanto-suportadas avaliado pelo paciente e pelo protésico. Int J Prosthodont 1999;12:335-341.
22. Grunder U. Stability of mucosal topography around single-tooth implants and neighbouring teeth (Estabilidade da topografia da mucosa em torno de implantes unitários e dentes vizinhos). Int J Periodontics Restorative Dent 2000;20:11-17.
23. Wheeler SL, Vogel RE, Casellini R. Preservação dos tecidos e manutenção de uma estética óptima: um relatório clínico. Int J Oral Maxillofac Implants 2000;15:265-271.
24. Klein PN, Tarnow DP. Recessão gengival à volta de implantes: Um estudo longitudinal prospetivo ao longo de 1 ano. Int J Oral Maxillofac Implants 2000; 15:527532.

25. Andersson B, Taylor A, Lang BR, et al. Pilares de implantes cerâmicos de óxido de alumínio para substituição de um único dente: um estudo prospetivo multicêntrico de 1 a 3 anos. Int J Prosthodont 2001;14:432-438.
26. Boudrias P, Shoghikian E, Morin E, Hutnik P. Opção estética para a sequência de tratamento da restauração de um único dente suportada por implantes com um pilar de cerâmica. J Can Dent Assoc 2001;67:508-514.
27. Andersen E, Saxegaard E, Knutsen BM, Haanaes HR. Um estudo clínico prospetivo para avaliar a segurança e a eficácia de implantes roscados de pequeno diâmetro na região anterior do maxilar. Int J Oral Maxillofac Implants 2001;16:217-224.
28. Gotfredsen K, Karlsson U. Um estudo prospetivo de 5 anos de próteses parciais fixas sobre implantes com superfícies maquinadas e jateadas com TiO2. J Prosthodont 2001;10:2-7.
29. Choquet V, Hermans M, Adriaenssens P, Daelemans P, Tarnow DP, Malevez C. Avaliação clínica e radiográfica do nível da papila na vizinhança de implantes unitários. Um estudo retrospetivo na região anterior do maxilar. J Periodontol 2001;72:1364-1371.
30. Oates TW, West J, Jones J, Kaiser D, Cochran DL. Alterações a longo prazo na altura do tecido mole na superfície facial dos implantes

dentários. Implant Dent 2002;11:272-279.

31. Schierano G, Ramieri G, Cortese M, Aimetti M, Preti G. Organização da barreira de tecido conjuntivo em torno de pilares de implantes carregados a longo prazo em humanos. Clin Oral Implants Res 2002;13:460-464.

32. Davarpanah M, Martinez H, Etienne D. Uma avaliação prospetiva multicêntrica de 1.583 implantes 3i: dados de 1 a 5 anos. Int J Oral Maxillofac Implants 2002;17:820-828.

33. Naert I, Koutsikakis G, Duyck J, Quirynen M, Jacobs R, van Steenberghe D. Resultado biológico das restaurações suportadas por implantes no tratamento do edentulismo parcial. Parte I: Uma avaliação clínica a longo prazo. Clin Oral Implants Res 2002;13:382-389.

34. Zarb JP, Zarb GA. Tratamento protético com implantes do edentulismo parcial anterior: acompanhamento a longo prazo de um estudo prospetivo. J Can Dent Assoc 2002;68:92-96.

35. Holt R, Rosenberg MM, Zinser PJ, Ganeles J. Um conceito para um desenho de implante parabólico de origem biológica. Int J Periodontics Restorative Dent 2002;22:473-481.

36. Andersen E, Haanaes HR, Knutsen BM. Carga imediata de implantes ITI de um só dente na região anterior do maxilar: um estudo piloto prospetivo de 5 anos. Clin Oral Implants Res - 1 de junho de 2002; 13 (3); 281-7.

37. Gibbard LL, Zarb G. Um estudo prospetivo de 5 anos de substituição de um único dente suportado por implantes. J Can Dent Assoc 2002;68:110-116.

38. Krennmair G, Schmidinger S, Waldenberger O. Substituição de um único dente com o sistema Frialit-2: uma análise clínica retrospetiva de 146 implantes. Int J Oral Maxillofac Implants 2002;17:78-85.

39. Kan JY, Rungcharassaeng K, Lozada J. Colocação imediata e provisionalização de implantes unitários anteriores maxilares: estudo prospetivo de 1 ano. Int J Oral Maxillofac Implants 2003;18:31-39.

40. Priest G. Predictability of soft tissue shape around single-tooth implant restorations (Previsibilidade da forma do tecido mole em torno de restaurações de implantes unitários). Int J Periodontics Restorative Dent 2003;23:19-27.

41. Giannopoulou C, Bernard JP, Buser D, Carrel A, Belser UC. Efeitos das margens de restauração intra-crevicular na saúde peri-implantar: resultados clínicos, bioquímicos e microbiológicos em torno de implantes estéticos até 9 anos. Int J Oral Maxillofac Implants 2003;18:173-181.

42. Lang LA, Sierralta M, Hoffensperger M, Wang RF. Avaliação da exatidão do ajuste entre o pilar Procera Custom e diferentes sistemas de implantes. Int J Oral Maxillofac Implants 2003;18:652-658.

43. den Hartog L, Meijer HJA, Stegenga B, Tymstra N, Vissink A, Raghoebar GM. Implantes unitários com diferentes designs de pescoço na zona estética: um ensaio clínico aleatório. Clin. Oral Impl. Res. 22, 2011; 1289-1297.

44. Barry P. Levin e Brian L. Wilk. Temporização imediata para

implantes imediatos na zona estética: uma série de casos prospectivos para avaliar a sobrevivência do implante, a estética e a preservação óssea Compêndio maio de 2013 Volume 34, Número 5.

45. Laurens den Hartog, Henny J. A. Meijer, Hendrik J. Santing, Arjan Vissink, Gerry M. Raghoebar. Satisfação do paciente com a terapia de implante de dente único na zona estética. Int J Prosthodont 2014;27:226-228.

46. Adam R. Jones, William Martin. Comparação das classificações estéticas rosa e branco com as percepções leigas em pacientes com implantes unitários. Int J Oral Maxillofac Implants. 2014;29:1348-1353.

47. Joseph Y. K. Kan, Phillip Roe, Kitichai Rungcharassaeng. Efeitos da morfologia do implante na estabilidade rotacional durante a colocação imediata do implante na zona estética. Int J Oral Maxillofac Implants 2015;30:667-670.

48. Tim Joda, Urs Bragger. Gestão de uma complicação com um pilar de implante de zircónio fracturado na zona estética. Int J Oral Maxillofac Implants 2015;30: e21-e23.

49. Curtis, D., A. Lacy, R. Chu, et al. 2002. treatment planning in the 21st century: O que há de novo? J Cal Dent Assoc. Jul; 30(7), pp. 503-510

50. Gita Mehrotra, Shankar Iyer, Mahesh Verma. Planeamento do tratamento do paciente com implantes. Jornal Internacional de Implantologia Clínica, janeiro-abril de 2009;1(1):12-21.

51. Buser D, von Arx T, ten Bruggenkate CM, Weingart D. Princípios cirúrgicos básicos para implantes ITI. Clin Oral Implants Res 2000;11 (suppl):59-68.

52. Kaye D: Abordagem à avaliação do paciente. [nd]In Rose L F , Kaye D :medicina interna para medicina dentária edição 2 secção 1 St Louis 1991 Mosby

53. Babbush CA: Dental Implants - Principles and Practice, Filadélfia, 1991, WB Saunders.

54. Beikler T, Flemmig TF. Implantes em pacientes clinicamente comprometidos - Crit Rev Oral Biol Med. 2003;14 (4):305-16.

55. Prasad DK, Shetty M, Mehra DR. Considerações anatómicas na seleção e posicionamento de implantes. Int J Oral Implantol Clin Res 2013;4(1):24-29.

56. Michael M. Bornstein, Norbert Cionca, Andrea Mombelli. Doenças sistémicas e tratamentos como riscos para a terapia com implantes Int J Oral Maxillofac Implants 2009;24 (Suppl):12-27.

57. V. Kasat, R. Ladda Tabagismo e implantes dentários Artigo de revisão Jornal da Sociedade Internacional de Odontologia Preventiva e Comunitária. julho-dezembro de 2012, Vol. 2, No. 2.

58. Jovanovic SA. Reabilitação óssea para alcançar uma estética óptima.Pract Periodont Aesthet Dent 1997 9(1): 41-52.

59. Speer, F. M. 1999. A preservação da papila interdental após a remoção de um dente anterior. Pract Periodont Aesthet Dent, 11, (1), pp. 21-28.

60. Michael S. Reddy I-Chung Wang. Determinantes radiográficos do desempenho dos implantes. Adv Dent Res 13:136-145, junho, 1999.

61. Wilson DJ. Mapeamento do rebordo para determinar a largura do rebordo alveolar. Int Oral Maxillofac Implants 1989(4): 41-46.

62. Marizola R., Derbabian K., Donovan T. e Arcidiacono A. A ciência da comunicação da arte da dentisteria estética. Parte I: A comunicação entre o paciente e o dentista e o paciente. J Esthet Dent 2000(12): 131-138.

63. Lingeshwar D, Dhanasekar B, Aparna In Diagnóstico por imagem em Implantologia. Jornal Internacional de Implantologia Oral e Investigação Clínica, setembro-dezembro de 2010;1(3):147-153.

64. Wenzel A, Grondahl H-G: Radiografia digital direta no consultório dentário, Int Dent J 45:27-34, 1995.

65. Seminário do I.D.T., Atlanta, Geórgia, 3 a 5 de dezembro de 1992.

66. Vandre RH ,Pajac JC, Farman TT, Farman AG : Comparação técnica de seis sensores de raios X intra-orais digitais, Dent Maxillofac Radiol 26:282,1997.

67. Goaz PW, White SC: Radiologia oral: princípios e interpretação, St Louis, 1992, Mosby.

68. Fernandes RJ, Azarbal M, Ismail YH: Uma técnica cefalométrica para visualizar as dimensões vestibulolingual e vertical da mandíbula, J Prosthet Dent 58:466-470, 1987.

69. Misch CE, Crawford EA: Localização previsível do nervo mandibular: um
Área de segurança clínica, Int J Oral Implantol 7:37-40, 1990.

70. Curry TS, Dowdy JE, Murry RC: Christensen's physics of diagnostic radiology, Philadelphia, 1989, Lea & Febiger.

71. Material para estudantes de tomografia computorizada Imagem médica - O paciente transparente.

72. Hemchand Surapaneni, Pallavi Samatha Yalamanchili, Ravi Shankar Yalavarthy, Arunima Padmakumar Reshmarani Papel da imagiologia por tomografia computorizada na implantologia dentária: uma visão geral. Jornal de Radiologia Oral e Maxilofacial / maio-agosto de 2013 / Vol 1 | Edição 2.

73. Harris D, Buser D, Dula K: Diretrizes da E.A.O. para a utilização de imagens de diagnóstico em implantologia dentária, Clin Oral Impl Res 13:566-570, 2002.

74. Rajul Vivek, Ankita Singh, T. P. Chaturvedi. Técnicas radiográficas e avanços na avaliação pré-operatória na terapia de implantes dentários: uma revisão Indian Journal of Dental Sciences. Edição:5, Vol:5 dezembro de 2013.

75. Cem Devge, Anders Tjellstro, Henry Nellstrom. Imagem por ressonância magnética em pacientes com implantes dentários: Um relatório clínico (Int J Oral Maxillofac Implants 1997;12:354-359).

76. Lam, R. V. 1967. alterações do contorno do processo alveolar após a extração. J Prosthet Dent, (17), pp. 21-27.

77. Sharawy, M. 1990 Companion of Applied Anatomy, 2ª edição, p.

1103, Augusta, GA, Medical College of Georgia Printing Service.
78. DuBrul, E.L. 1982 Sicher's Oral Anatomy, St Louis, Mosby.
79. Perint, J. 1949. Anatomia e fisiologia cirúrgicas: exame roentgenológico pormenorizado do fornecimento de sangue aos maxilares e dentes através da aplicação de soluções radiopacas, J Oral Surg, 2, pp. 2-20.
80. Williams, P. L., e R. Warwick. 1980. Gray's Anatomy, 36th ed, WB Saunders, Philadelphia.
81. Queiroz CS, Silveira BBB, Castro CHS, Oliveira Junior JATB, Araujo MAV, Matos D, Miranda DAO. Deslocamento inadvertido de implantes para o seio maxilar. Dental Press Implantol. 2012 julho-Set;6(3):91-6.
82. Berglundh, T., e J. Lindhe. Dimensão da mucosa peri-implantar: A largura biológica revisitada. J Clin Periodontol, (23), pp. 971-973 1996.
83. Phillips, G. E., e V. John. Utilização de um enxerto de tecido conjuntivo subepitelial para tratar uma área pigmentada com grafite, 2005 J Periodontal, 76, pp. 1572-1575.
84. Goaslind, G.D., P.B. Robertson, C.J. Mahan, et al. Espessura da gengiva facial. J Periodontol, 1997 48, pp. 768-771.
85. Bengazi, F., L. Wennstrom, e U. Lekholm. 1996: Recessão da margem de tecido mole de implantes orais: Um estudo longitudinal prospetivo de 2 anos. Clin Oral Implant Res, (7), pp. 303-310.
86. Rosenberg, E.S., J.P. Torosian, e J. Slots. Diferenças microbianas em dois tipos clinicamente distintos de falhas de implantes osseointegrados. Clin Oral Implants Res, 1991 2, pp. 134-144.
87. Esposito, M., A. Ekestubbe, e K. Gron, dahl. 1993. avaliação radiológica da perda óssea marginal em superfícies dentárias versus implantes Branemark únicos. Clin Oral Implant Res, (4), pp. 151-157.
88. Tarnow, D., A. Magner, e P. Fletcher. 1992. a influência da distância do ponto de contacto à crista óssea na presença ou ausência da papila interproximal. J Periodontol, (63), pp. 995-996.
89. Carrion JB, Barbosa IR. Restaurações unitárias implanto-suportadas na região anterior da maxila. Int J Periodontics Restorative Dent 2005;25(2):149-55.
90. Mohanad Al-Sabbagh. Implantes na zona estética. Dent Clin N Am 50 (2006) 391-407.
91. Garber, D.A. 1995. O implante dentário estético: a restauração como guia. J Am Dent Assoc, (126), pp. 319-325.
92. Palacci, P. 2001. Posicionamento ótimo dos implantes. In: Palacci, P., e Erecsson, I. Esthetic Implant Dentistry. Gestão de tecidos moles e duros. Quintessenz, Berlim, pp. 101-135.
93. Engelman, M.J., J.A. Sorensen, e P. Moy. 1988. colocação óptima de implantes osseointegrados. J Prosthet Dent, (59), pp. 467-473.
94. Garg, A.K., e A. Vicari. 1995. Modalidades radiográficas para diagnóstico e planeamento do tratamento em implantologia dentária. Implant Soc, (5), 711.
95. Klein, M., e M. Abrams. 2001. Cirurgia guiada por computador

utilizando uma férula cirúrgica fresada por computador, Pract Proced Aesthet Dent, (13), pp. 165-169.

96. Minoretti, R., B.R. Merz, e A. Triaca. 2000 Posicionamento pré-determinado do implante utilizando uma nova técnica de gabarito. Clin Oral Implant Res, (11), pp. 266-272.

97. Rufenacht, C.R. 1990, Foundations of aesthetics (Fundamentos da estética). Chicago: Quintessence, pp. 9-48, 67-134.

98. Ameed, A. 2001. comunicação pessoal, Londres, Reino Unido.

99. Mohan Bhuvaneswaran. Princípios do desenho do sorriso. Journal of Conservative Dentistry | Out-Dez 2010 | Vol 13 | Issue 4.

100. Philips, E. D. 1996, The anatomy of the smile, Oral Health, (86), p. 79, pp. 11-13.

101. Frush, J.P., e R.D. Fisher. 1985: A interpretação cinestésica do conceito clientogénico. J Prosthet Dent, 8, pp. 518-531.

102. Rubin, L.R. 1974. A anatomia do sorriso: seu significado para o tratamento da paralisia facial. Plast Reconstr Surg, (53), pp. 384-387.

103. Golub-Evans, J. 1994. uniformidade e diversidade: componentes essenciais do design de um sorriso. Curr Opin Cosmet Dent, pp. 1-5.Richard J Lazarra Dental implant system design and its potential impact on the establishment and sustainability of aesthetics. Journal Of Implant And Reconstructive Dentistry® Editorial 2012 No. 1.

104. Misch, C.E., H.L. Wang, C.M. Misch, et al. 2004. Razões para a utilização de carga imediata em implantologia dentária: Parte II. Implant Dent, 13, pp. 310-321.

105. Gores, R.J., C.K. Hayes, e K.K. Unni. 1989. Exame post mortem de seis implantes Core-Vent maxilares. Relato de um caso. J Oral Maxillofac Surg, 47(3), pp. 302-306.

106. Carlsson, L., T. Rostlund, B. Albrektsson, et al. 1988. Momentos de remoção para implantes de titânio polidos e rugosos. Int J Oral Maxillofac Implants, 3, (1), pp. 21-24.

107. Wohrle, P.S. 2003. Implante recortado estético Nobel Perfect: argumentos a favor de um novo desenho. Clin Implant Dent Relat Res, 5 (supp) (1), pp. 64-73.

108. Jansen, C.E., e A. Weisgold. 1995. Planeamento do tratamento pré-cirúrgico para a restauração de implantes de um único dente anterior Compendium, (16), pp. 746763.

109. Gordon J. Christensen e Paul L. Child. A verdade sobre os implantes de pequeno diâmetro.

110. Becker, W., M. Urist, B.E. Becker, W. Jackson, D.A. Parry, M. Bartold, et al. 1996. Observações clínicas e histológicas em locais implantados
com enxertos ósseos intra-orais autólogos ou alogénicos. 15 relatos de casos humanos.

Periodontol, 67, pp. 1025-1033.

111. Trevisan, C., S. Ortolani, M. Monteleone, e E.C. Marinoni. 2002.

osteoporose migratória regional: uma hipótese patogénica baseada em três casos e uma revisão da literatura. Clin Rheumatol, 21, pp. 418-425.
112. El Askary, A.S. 2000a. Reconstrução provisória da papila do implante utilizando um guia de titânio. Implant Dent, (9), pp. 85-89.
113. Tarnow, D.P., R.N. Eskow, e J. Zamok. 1996. Estética e implantologia dentária. Periodontol 2000, (11), pp. 85-94.
114. Engquist, B., H. Nilson, e P. Astrand. 1995. Substituição de um único dente com implantes Branemark osseointegrados. Um estudo retrospetivo de 82 implantes. Clin Oral Implant Res, (6), pp. 238-245.
115. Holmes, C.H. 1965. morfologia das papilas interdentais. J Periodontol, (36), pp. 455-460.
116. Grunder, U., S. Gracis, e M. Capelli. 2005. A influência da relação osso-implante 3-D na estética. Int J Periodontics Restorative Dent, 25, pp. 113-119.
117. Tischler M. Implantes dentários na zona estética. Considerações sobre forma e função.NY State Dent J 2004;70(3):22-6.
118. Tarnow DP, Cho SC, Wallace SS. O efeito da distância entre implantes na altura da crista óssea entre implantes. J Periodontol 2000;71(4):546-9.

119. Kennedy, B.D., T.A. Collins, e P.C. Kline. 1998. Guia simplificado para a colocação exacta de implantes: uma nota técnica. Int J Oral Maxillofac Implants, (13), pp. 684-688.
120. Ohenell, L., J. Palmquist, e P.I. Branemark. 1992. substituição de um único dente. Em: Worthington, P., e Branemark, P.I., eds. Advanced Osseointegration Surgery Applications in the Maxillofacial Region (Aplicações avançadas da cirurgia de osteointegração na região maxilofacial). Carol Stream, IL: Quintessence Publishing CO., pp. 211-132.
121. Davarpanah M, Martinez H, Celletti R, et al. Abordagem em três fases à restauração estética com implantes: Conceito de perfil de emergência. Pract Proced Aesthet Dent 2001;13(9):761-7 [consulta: 768, 721-62]
122. Sullivan DY, Sherwood RL. Considerações sobre o sucesso de um único
Restaurações de implantes dentários. J Esthet Dent 1993;5(3):118-24.
123. Oesterle LJ, Cronin RJ Jr, RanlyDM.Maxillary implants and the pacientes em crescimento. Int J Oral Maxillofac Implants 1993;8(4):377-87.
124. Avishai Sadan, Markus B. Blatz, Mike Bellerino, Michael Block. Considerações sobre o desenho protético para restaurações de implantes unitários na região anterior. J Esthet Restor Dent 16:165-175, 2004
125. Grunder, U., S. Gracis, e M. Capelli. 2005. A influência da relação osso-implante 3-D na estética. Int J Periodontics Restorative Dent, 25, pp. 113-119.
126. Potashnick, S. R. 1998. Modelação de tecidos moles para restauração estética de implantes unitários. J Esthet Dent, (10), pp. 121-

128. 131.
127.
Hammerle, C.H., S.T. Chen, T.G. Wilson Jr., et al. 2004. consenso

Declarações e procedimentos clínicos recomendados para a colocação de implantes em alvéolos de extração. IntJ Oral Maxillofac Implants, 19 Suppl, pp. 26-8.
129. Becker, W. 2005. Colocação imediata de implantes: diagnóstico, planeamento do tratamento e passos do tratamento/resultados bem sucedidos. J Calif Dent Assoc, abril, 33, (4), pp. 303-10.
130. Lekholm, U., W. Becker, C. Dahlin, et al. 1993. O papel da remoção precoce e tardia das membranas GTAM na formação óssea em implantes orais colocados em alvéolos de extração imediata: Um estudo experimental em cães. Clin Oral Implant Res, (4), pp. 121-129.
131. Gher, M.E., G. Quintero, D. Assad, et al. 1994a. Enxerto ósseo e regeneração óssea guiada para implantes imediatos em humanos. J Periodontol, (65), pp. 881-891.
132. Rosenquist, B. 1997. Uma comparação de diferentes métodos de gestão de tecidos moles após a colocação imediata de implantes em alvéolos de extração. Int J Oral Maxillofac Implants, (12), pp. 43-51.
133. Landsberg, C.J., e N. Bichacho. 1999. colocação de implantes sem retalhos: Um protocolo de uma fase - Parte 2. utilização de um protocolo cirúrgico de duas fases. Pract Periodont Asthet Dent, (11), pp. 169-176.
134. Pow, E., e A. McMillan. 2004. um pilar de cicatrização de implantes modificado para otimizar os contornos dos tecidos moles: um relato de caso. Implant Dent, 13, 297-300.
135. El Askary, A.S. 2001. Múltiplos aspectos da estética dos implantes: a maxila na região anterior. Implant Dent, 10, pp. 182-191.
136. Degidi, M., e A. Piattelli. 2003. carga imediata funcional e não funcional de implantes dentários: Um acompanhamento de 2 a 60 meses de 646 implantes de titânio. J Periodonto1, 74, pp. 225-241.
137. Ganeles, J., e D. Willsmijer. 2004. restauração e carga precoces e imediatas de implantes dentários para aplicações num único dente e em dentes parciais. Int J Oral Maxillofac Implants, 19 (SUPPL), pp. 92-102.
138. Engenharia de Tecidos. 1995. 1, Vol. 1.
139. Langer, R., e J.P. Vacanti. 1993. tissue engineering. Science, 260, pp. 920-926.
140. Griffith, L.G., e G. Naughton. 2002. tissue engineering: current challenges and expanding opportunities. Science, 295, pp. 1009-1014.
141. Vipin Arora , Pooja Arora , AK Munshi.Banking Stem Cells from Human Exfoliated Deciduous Teeth (SHED): Saving for the Future. The Journal of Clinical Paediatric Dentistry, Volume 33, Número 4, 2009.
142. Sommerfeldt, D.W., e C.T. Rubin. 2001. the biology of bone and how it controls skeletal form and function. Eur Spine J. 10, pp. 86-95.
143. Rodan, G.A. 1992. introduction to bone biology. Bone, 13, pp. 3-6.
144. Rose, F.R., e R.O. Oreffo. 2002. bone tissue engineering: hope vs.

hype. Biochem Biophys Res Commun. 292, S. 1-7.
145. Yaszemski, M.J., J.B. Oldham, L. Lu, e B.L. Currier. 1994 Bone Engineering, 1ª edição, Em Squared, Toronto, p. 541.
146. Logeart-Avramoglou, D., F. Anagnostou, R. Bizios, e H. Petite. 2005. engenharia óssea: desafios e obstáculos. J Cell Mol Med. 9, pp. 72-84.
147. Kuboki, Y., H. Takita, D. Kobayashi, E. Tsuruga, M. Inoue, M. Murata, N. Nagai, Y. Dohi, e H. Ohgushi. 1998. osteogénese induzida por BMP na superfície de hidroxiapatite com estruturas geometricamente viáveis e inviáveis: topologia da osteogénese, J Biomed Mater Res, 39, pp. 190-199.
148. Taba, M., Q. Jin, J.V. Sugai, e W.V. Giannobile. 2005. conceitos actuais de bioengenharia periodontal. Orthod Craniofac Res, 8, pp. 292302.
149. Schmelzeisen, R., R. Schimming, e M. Sittinger. 2003. formação óssea: Colocação de implantes em osso de engenharia de tecidos para aumento do pavimento do seio maxilar. J Cranio Maxillofac Surg, 31, pp. 34-39.
150. Hench, L. L. 1998. bio-cerâmica. J Am Ceram Soc, 81, pp. 1705-1728.
151. Ewers, R., C. Kasperk, e B. Simons. 1987. implante ósseo biológico de algas marinhas. Dental Practice; 38,pp. 318-320.
152. Manutenção de implantes dentários: o papel do higienista e terapeuta dentário Susan S Wingrove Dental Health Vol 50 No 5 6 setembro 2011.
153. Branemark, B. Svensson, D. Van Steenberghe. Taxas de sobrevivência a dez anos de próteses fixas sobre quatro ou seis implantes ad modum Branemark com edentulismo total.
154. Implantes dentários endósseos: uma atualização. Conselho de Assuntos Científicos da ADA. J Am Dent Assoc.1996;127(8) :1238-9. implantes dentários endósseos: uma atualização. Comité de Assuntos Científicos da ADA. J Am Dent Assoc. 2004 Jan;135(1):92-7.
155. Papaspyridakos P, Chen CJ, Singh M, Weber HP, Gallucci GO. Critérios de sucesso em implantologia dentária: uma revisão sistemática. J Dent Res. 2012 Mar;91(3):242-8.
156. Implantes dentários. Benefício e risco. Natl Inst Healh Consensus Dev Conf Summ 1978;1(3):13-9.
157. Paquette DW, Brodala N, Williams RC. Factores de risco para a falha de implantes dentários endósseos. Dent Clin North Am. 2006 Jul;50(3):361 -74, vi.
158. Furhauser R, Florescu D, Benesch T, Haas R, Mailath G, Watzek G.. Avaliação dos tecidos moles à volta de coroas de implantes de um só dente: o Pink Esthetic Score. Clin Oral Implants Res. 2005 Dec;16 (6):639-44.
159. Belser UC, Grutter L, Vailati F, Bornstein MM, Weber HP, Buser D. Avaliação do resultado de implantes unitários anteriores maxilares

colocados precocemente utilizando critérios estéticos objectivos: um estudo transversal retrospetivo em 45 pacientes com um período de seguimento de 2 a 4 anos utilizando pontuações estéticas rosa e branco. Periodontol. 2009 Jan;80(1):140-51

160. Priester G F. O desafio estético dos implantes vizinhos. J Oral Maxillofac Surg. 2007 Jul;65(7 Suppl 1):2-12.

161. de Almeida EO, Pellizzer EP, Goiatto MC, Margonar R, Rocha EP, Freitas AC Jr, Anchieta RB. Cirurgia assistida por computador em implantodontia: visão geral dos conceitos básicos. J Craniofac Surg 2010 Nov;21(6):1917-21.

162. Katsoulis J, Pazera P, Mericske-Stern R. Planeamento de implantes guiado por computador e orientado para a prótese no maxilar edêntulo: um estudo de modelo.Clin Implant Dent Relat Res. 2009 Sep;11(3):238-45.

163. Chee W., Jivraj S.. Failures in implant dentistry. Br Dent J. 2007 Feb 10;202(3):123-9.

164. Kois JC. Estética previsível de um único dente peri-implantar: cinco chaves de diagnóstico. Compend Contin Educ Dent. 2001 Mar;22(3):199-206; query 208.

165. Fu JH, Lee A, Wang HL. A influência do biótipo do tecido na estética do implante. Int J Oral Maxillofac Implants. 2011 maio-Jun;26(3):499-508.

166. Meffert, R. M. 1992 - O tratamento de implantes dentários com falhas. Curr Opin Dent, 2, pp. 109-144.

167. Mombelli, A., M.A.C. Van Oosten, E. Schurch, et al. 1987. A microbiota associada a implantes de titânio osseointegrados bem sucedidos ou falhados. Oral Microbiol Immunol, 2, pp. 145-151.

168. Cosyn J, Eghbali A, Hanselaer L, De Rouck T, Wyn I, Sabzevar MM, Cleymaet R, De Bruyn H .Quatro modalidades de tratamento com implantes unitários na maxila anterior: uma avaliação clínica, radiográfica e estética. Clin Implant Dent Relat Res. 2013 Aug;15(4):517-30.

169. Rodriguez AM, Rosenstiel SF. Considerações estéticas para a preservação e desenvolvimento de osso e tecido mole à volta de implantes dentários: relatório do Comité de Investigação em Dentisteria Fixa da Academia Americana de Dentisteria Fixa. J Prosthet Dent. 2012 Oct;108(4):259-67.

170. Andreas L. Ioannou, Georgios A. Kotsakis, Michelle G. McHale, Donald E. Lareau, James E. Hinrichs e Georgios E. Romanos. Procedimentos cirúrgicos de tecidos moles para otimizar a estética dos implantes anteriores International Journal of Dentistry Volume 2015 (2015), Artigo ID 740764, 9 páginas.

171. Dean Morton Stephen T. Chen, William C. Martin, Robert A. Levine, Daniel Buser. Declarações de consenso e procedimentos clínicos recomendados relativamente à otimização dos resultados estéticos em Implantologia, Dr Med Dent 5 216 Volume 29, Suplemento, 2014 The International Journal of Oral & Maxillofacial Implants.

Índice

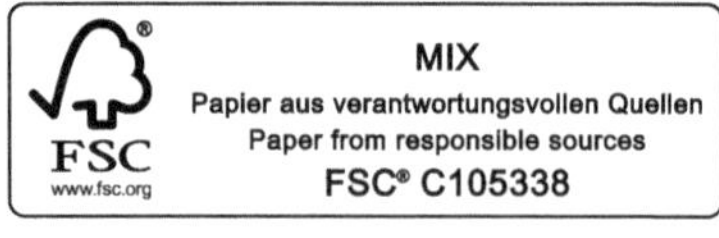

Printed by Books on Demand GmbH, Norderstedt / Germany